Dr Florence Desachy

LES ZOONOSES
TRANSMISSION DES MALADIES DES ANIMAUX À L'HOMME

ÉDITIONS DE VECCHI S.A.
52, rue Montmartre
75002 PARIS

Du même auteur aux Éditions De Vecchi :

Bien vivre avce son rongeur
La Gerbille
Bien vivre avec son chien pour le rendre heureux
La Reproduction du chien
Les Troubles du comportement du chien
L'Éveil du chiot, son éducation et sa socialisation
Les Soins du chien au quotidien
Le Chien de compagnie
L'Éducation du chien
Le Livre de mon chiot
L'Alimentation du chien

Photo de couverture : © Labat/Cogis

Photos de l'intérieur sauf mention contraire : © Philippe Rocher

Imprimé en Italie

INTRODUCTION

Le terme de zoonose vient du grec *zoon* (animal) et *nosos* (maladie), et fut créé au XIXe siècle par Rudolf Virchow. En 1959, l'Organisation mondiale de la santé (OMS) a défini les zoonoses comme « des maladies et infections transmissibles naturellement des animaux vertébrés à l'homme et vice versa ».

L'homme peut être atteint par des microbes ou des parasites qui ne sont pathogènes que pour lui, par exemple, les agents de la rougeole. De même, les animaux peuvent être touchés par des microbes dangereux uniquement pour une espèce animale ou un nombre limité d'espèces animales (peste porcine, peste bovine, myxomatose…).

Mais une autre catégorie d'agents pathogènes comprend ceux qui, dans les conditions naturelles, peuvent provoquer une maladie à la fois chez l'homme et chez l'animal. Ce sont les agents des zoonoses.

Ce terme ne signifie pas « maladie des animaux » mais « maladie (sous-entendu de l'homme) due aux animaux ».

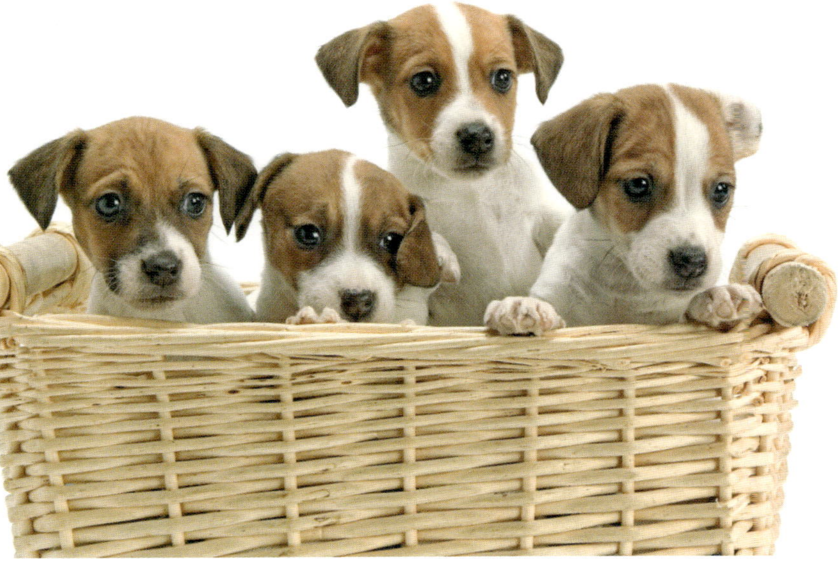

Jack Russell Terrier
© Labat/Rocher

PETIT LEXIQUE

Animaux vertébrés on entend les mammifères, oiseaux, poissons, reptiles… domestiques et sauvages.

Transmissibilité elle distingue les zoonoses des maladies communes à l'animal et à l'homme qui n'impliquent pas une transmissibilité mais seulement une cause et des circonstances de développement identiques chez l'animal et chez l'homme.
Exemple : rachitisme, avitaminoses, intoxications…

Transmission les zoonoses se transmettent sans action intentionnelle de l'animal. Ce mode exclut les maladies dues à la transmission expérimentale.

Vice versa souligne la réciprocité, l'intertransmissiblité des zoonoses qui s'exerce indifféremment dans le sens animal-homme (le plus souvent) mais aussi homme-animal (même si pour certaines maladies ce sens n'est jamais rencontré en pratique – exemple : la rage).

Zoo-anthroponose évoque la transmission de l'animal vers l'homme (*anthropozoonose* évoque la transmission de l'homme à l'animal.)
Ne sont pas considérées comme des zoonoses :
– les maladies transmises à l'homme par des animaux qui ne sont ni malades ni infectés (par exemple : les morsures de serpents) ;
– les maladies transmises par des animaux ou des produits d'origine animale, qui sont de simples vecteurs de microbes ou parasites spécifiquement humains (par exemple scarlatine, poliomyélite, hépatite à virus), transmises accidentellement par le lait, les viandes,

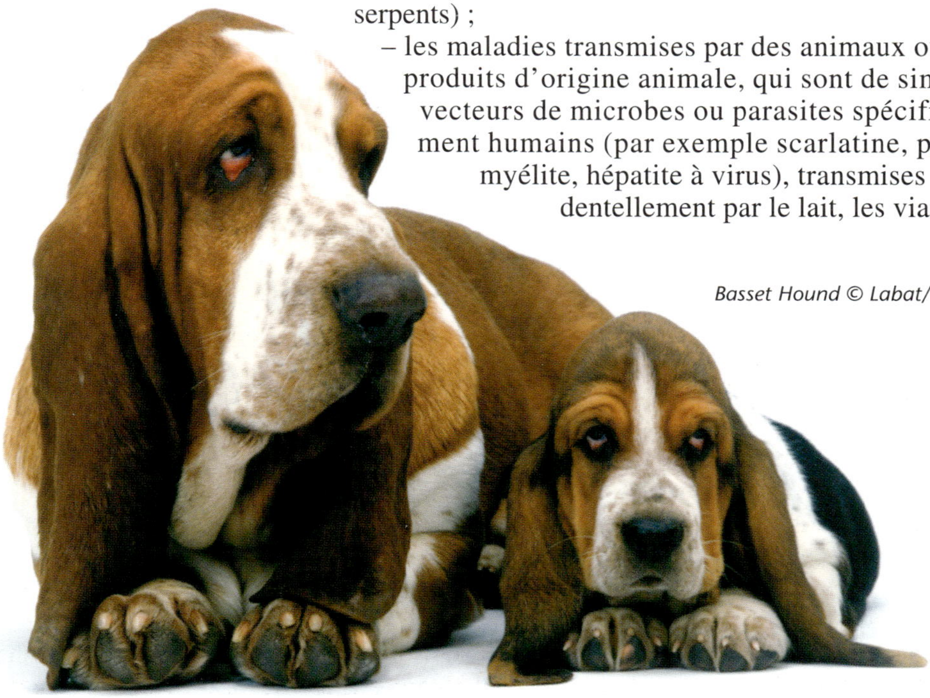

Basset Hound © Labat/Rocher

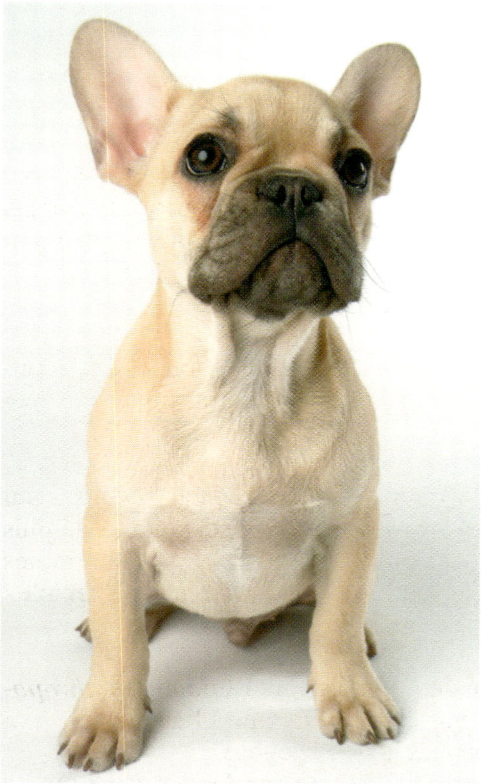

Bouledogue français © Labat/Rocher

etc., provenant d'animaux indemnes mais contaminés par des personnes porteuses de germes.

IMPORTANCE DES ZOONOSES

L'importance des zoonoses tient à leur nombre et à leur gravité médicale.
Leur nombre peut être très élevé. Souvent l'infection humaine n'est possible que si l'infection animale correspondante existe.
La gravité médicale des zoonoses est fort différente selon l'agent en cause. Certaines sont mortelles, telle la rage, la plupart sont souvent graves (brucellose, tuberculose...), d'autres généralement bénignes, comme la fièvre aphteuse.

En fonction de leur fréquence et de leur gravité chez l'homme, les zoonoses ont été divisées en catégories :

ZOONOSES MAJEURES

les plus fréquentes ou les plus graves : rage, brucellose... ;

ZOONOSES MINEURES

rares et bénignes : fièvre aphteuse ;

ZOONOSES EXCEPTIONNELLES

qui peuvent être bénignes : (maladie d'Aujeszky) ou très graves (encéphalite B ; maladie de Marburg).

Certaines zoonoses sont répandues dans la plupart des pays : salmonellose, leptospirose, rage ; d'autres sont plus rares ou localisées dans certaines régions : arbovirose, morve, peste...

CLASSIFICATION DES ZOONOSES

Cette classification est fondée sur la fréquence et la gravité médicale de la maladie chez l'homme.
La fréquence est jugée selon l'importance de l'intervention de l'animal dans la transmission à l'homme (ex : la listériose, bien que fréquente chez l'homme, sera classée parmi les zoonoses mineures car elle est rarement directement d'origine animale).
Pour d'assez nombreuses zoonoses, le tableau clinique peut aller de l'infection inapparente à la maladie mortelle en l'absence de traitement.
L'aspect économique de la maladie chez l'animal n'est pas pris en considération.

LES ZOONOSES MAJEURES

Zoonose	***Fréquence***	***Gravité***	***Présence en France***
Brucellose	++	+++	Oui
Charbon	++	++	Oui
Encéphalites américaines, est, ouest,Venezuela	+	+++	Non
Fièvre de Lassa	+/–	++++	Non
Fièvre jaune	+	++++	Non
Leptospirose	++	+++	Oui
Morve	+/–	+++	Non
Peste	+	+++	Non
Psittacose	+	+++	Oui
Rage	+	++++	Oui
Salmonellose	+++	++	Oui
Tuberculose	+	+++	Oui
Typhus murin	+/–	+++	Non

Fila Brasileiro © Labat/Rocher

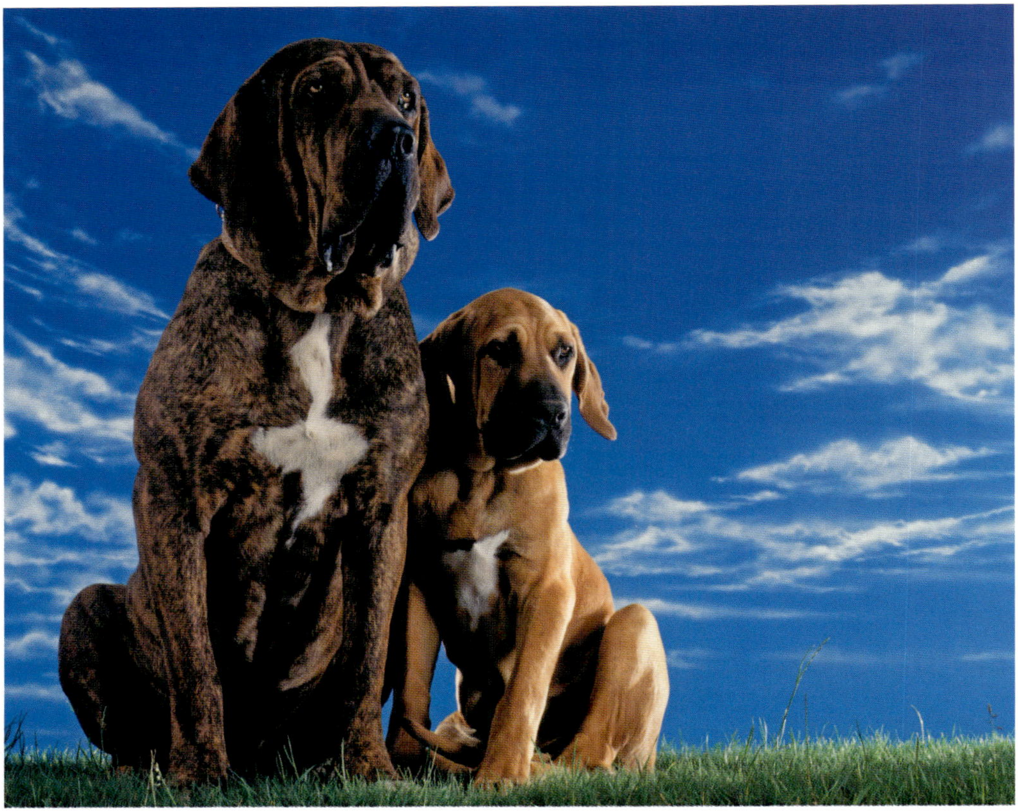

LES ZOONOSES MINEURES

Zoonose	*Fréquence*	*Gravité*	*Présence en France*
Borréliose	+	+	Non
Campylobactériose	++	+	Oui
Chorioméningite lymphocytaire	+/–	++	Oui
Ecthyma	+/–	+	Oui
Encéphalite à tiques	+	++	Oui
Encéphalomyocardite	+/–	+	Non
Fièvre aphteuse	+/–	+/–	Non
Fièvre boutonneuse	+	++	Oui
Fièvre de la vallée du Rift	++	++	Non
Listériose	+/–	++	Oui
Maladie de Newcastle	+/–	+	Non
Maladie des griffes du chat	+	+	Oui
Mélioïdose	+	++	Oui
Ornithose	+/–	+	Oui
Pasteurellose	++	+	Oui
Pseudotuberculose	+	+	Oui
Rouget	+/–	+	Oui
Sodoku	+/–	+	Non
Staphylococcies	+/–	+/–	Oui
Stomatite vésiculeuse	+/–	+	Non
Streptobacillose	+/–	+	Non
Streptococcies	+/–	+	Oui
Tularémie	+	++	Oui
West Nile	+/–	+	Oui
Yersiniose *à Yersinia enterocolitica*	+	+	Oui

LES ZOONOSES EXCEPTIONNELLES

Bénignes	cow-pox, grippes, maladie d'Aujeszky, maladie de Yaba, pseudo-cow-pox, shigellose, stomatite papuleuse bovine, vaccine
Graves	Ebola, hépatite virale A, herpès virus B, maladie de Marburg, variole du singe

NB : les zoonoses « potentielles » ou « incertaines » sont des maladies communes dont la transmissibilité est suspectée mais pas prouvée.

LES EXPRESSIONS CLINIQUES DES ZOONOSES

Elles sont infiniment variées tant chez l'homme que chez l'animal. Elles peuvent être à dominante septicémique, nerveuse, digestive, respiratoire, cutanée, muqueuse..., à évolution plus ou moins rapide, plus ou moins grave...

- Les « zoonoses apparentes » ou « phanérozoonoses » sont celles qui s'expriment cliniquement chez l'homme et l'animal ; elles sont dites « isosymptomatiques » lorsque les symptômes sont identiques (exemples : rage, morve) et « anisosymptomatiques » lorsque les manifestations sont différentes (exemples : rouget, maladies de type septicémique graves chez les animaux, et moins graves chez l'homme).

- Les « zoonoses inapparentes » ou « cryptozoonoses » sont cliniquement inapparentes chez l'animal à l'origine de la maladie humaine (exemple : ornithose, méningite des porchers, fièvre Q...). L'homme est alors le « révélateur » de l'infection animale inapparente.

LES SOURCES DE L'INFECTION

Les sources de l'infection humaine sont très nombreuses. Ce sont : l'animal vivant, les cadavres, les produits animaux et tous les objets qui peuvent être pollués.
Pour les animaux vivants, il peut s'agir d'une infection visible ou d'une infection inapparente.
Les risques d'infection varient avec le degré d'expression clinique. Ainsi, lors d'une septicémie animale (charbon, rouget, tularémie...), le milieu extérieur est largement pollué par les secrétions, les excrétions, etc.
L'infection de l'homme par l animal vivant se réalise de façon plus ou moins traumatisante, ou, le plus souvent, de façon inapparente. On peut citer par exemple les contaminations par morsure (rage, sodoku, pasteurellose...).
Les animaux morts, leurs dépouilles, les produits alimentaires, les produits manufacturés peuvent constituer autant de sources d'infection, ainsi que l'ensemble du milieu extérieur (sol, air, eau, objets...).

Il existe quatre types de zoonoses selon les conditions de contamination.

1. Zoonoses professionnelles : contractées au cours de l'exercice normal d'une profession qui expose ses membres au contact des animaux vivants, des cadavres, carcasses et divers produits d'origine animale (éleveurs, bouchers, équar-

risseurs, ouvriers des cuirs, des peaux, de la laine, vétérinaires). Certaines zoonoses sont inscrites sur la liste des « maladies professionnelles » et prises en considération pour des catégories professionnelles selon les décrets du 31 décembre 1946 et du 2 novembre 1972 relatifs à la législation sur le travail en application du Code de la Sécurité sociale : rage, brucellose, tuberculose, rickettsiose, leptospirose, charbon, tularémie, dermatophytie d'origine animale.

2. Zoonoses accidentelles : conséquences d'une contamination imprévisible ou difficilement prévisible, « accidentelle » telles la rage (suite à une morsure), la brucellose, la salmonellose (suite à l'absorption d'une denrée d'origine animale apparemment saine).

3. Zoonoses de loisir : contractées lors de diverses occupations « non professionnelles », par exemple la leptospirose après une baignade dans des eaux polluées, la tularémie au cours d'une partie de chasse, la brucellose à la suite de camping dans un pré où se trouvaient des brebis infectées…

4. Zoonoses familiales : transmises aux habitants de la maison par les animaux « de compagnie » : maladie des griffes du chat, psittacose, chorioméningite, tuberculose, échinococcoses.

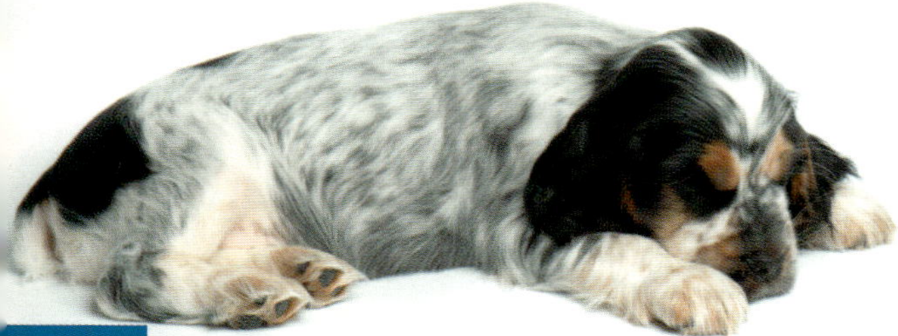

ZOONOSES INFECTIEUSES FIGURANT DANS LA LISTE DES MALADIES PROFESSIONNELLES POUVANT ÊTRE INDEMNISÉES

Régime général (liste annexée au décret du 31 décembre 1946 complété par des décrets ultérieurs) ; régime agricole (liste annexée au décret du 17 juin 1955 complété par des décrets ultérieurs)

	Régime général/ Tableau n°	Régime agricole/ Tableau n°
Charbon	18	1
Leptospirose	19	5
Brucellose	24	6
Tuberculose	40	16
Rage	56	30
Tularémie	68	7
Rickettsiose	53	–

Les autres zoonoses infectieuses à caractère professionnel ne peuvent être prises en charge qu'au titre de l'assurance maladie. Le Code de la Sécurité sociale (art. L 500) précise que tout docteur en médecine est tenu de déclarer les cas de maladie ayant un caractère professionnel, en vue de leur prévention ainsi que de la révision et de l'extension des tableaux des maladies professionnelles pouvant donner lieu à réparation (notamment dans le cadre des zoonoses et de toutes « les maladies infectieuses ou parasitaires transmises par des animaux ou des débris d'animaux »).

LISTE DES ZOONOSES À DÉCLARATION OBLIGATOIRE COMME MALADIES PROFESSIONNELLES EN AGRICULTURE

(décret du 8 octobre 1973)

Fièvre charbonneuse	Arbovirose
Tétanos	Rage
Brucellose	Salmonellose
Leptospirose	Listériose
Tularémie	Dermatophytie
Rouget du porc	Toxoplasmose
Fièvre aphteuse	Sporotrichose
Ornithose psittacose	Tuberculose à bacille bovin

ZOONOSES INFECTIEUSES FIGURANT DANS LA LISTE DES MALADIES HUMAINES À DÉCLARATION OBLIGATOIRE

(décret du 29 janvier 1960 complété par des décrets ultérieurs)

1. Fièvre typhoïde et parathyphoïdes

2. Typhus exanthématique/autres rickettsioses

3. Variole

4. Scarlatine

5. Rougeole

6. Diphtérie

7. Suette miliaire

8. Choléra

9. Peste

10. Fièvre jaune

11. Dysenterie bacillaire/dysenterie amibienne

12. Toxi-infections alimentaires collectives

13. Méningite cérébro-spinale à méningocoques

14. Poliomyélite antérieure aiguë
- Formes paralytiques
- Formes encéphaliques
- Formes méningées

15. Trachome

16. Brucellose

17. Lèpre

18. Leptospirose ictéro-hémorragique/autres leptospiroses

19. Psittacose

20. Tétanos

21. Typhus récurrent (fièvre récurrente)

22. Coqueluche

23. Tularémie

24. Paludisme primaire autochtone

25. Toxicose infectieuse des enfants du premier âge en collectivité

26. Teignes

27. Tuberculose

28. Charbon

29. Rage clinique

30. Hépatites présumées virales

Modes de contamination

Les modes de contamination sont très importants à connaître car ils permettent de mettre en place un ensemble de mesures préventives spécifiques à chaque affection.

Des mesures très simples comme le passage de l'aspirateur peuvent être efficaces contre des agents transmis par l'air. Éviter de toucher un animal permet de lutter contre les transmissions par contact.

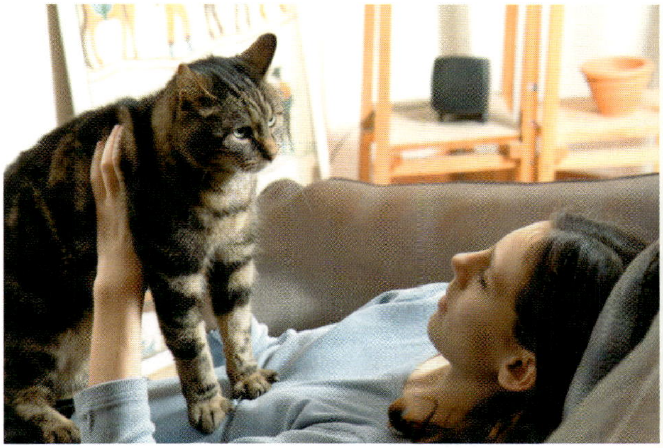

Ce sont essentiellement les enfants qui sont le plus sujets à la transmission par le toucher

TRANSMISSION PAR CONTACT

« Contact » ne signifie pas qu'on se frotte à l'animal 24 heures sur 24 : une simple caresse peut suffire à établir un contact contaminant. Le contact peut être volontaire (le toucher) ou involontaire (morsure).

Ce sont essentiellement les enfants qui sont le plus sujets à la transmission par le toucher. Les régions atteintes sont souvent le cou et les mains.

Une simple caresse peur suffire surtout dans la propagation des affections cutanées.

En cas de morsure ou de griffure, les virus ou bactéries transmis par les animaux mordeurs se généralisent par voie sanguine.

Attention aux gestes de tendresse si votre animal est malade

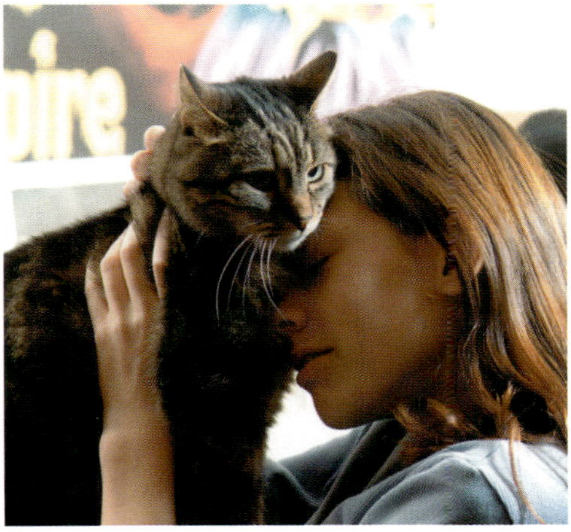

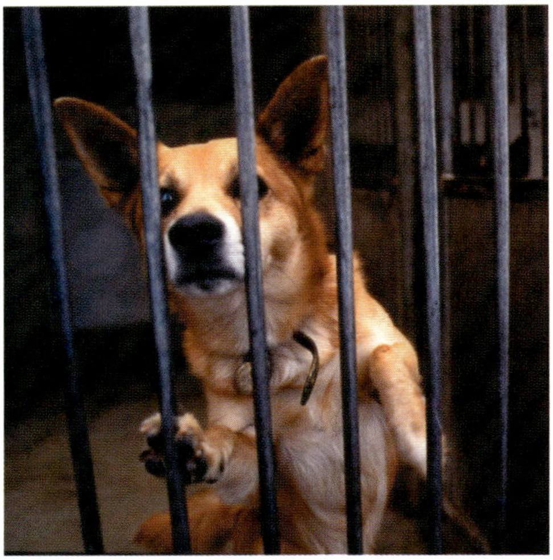

Une simple petite morsure peut transmettre virus et bactéries

LES VOIES CUTANÉE ET MUQUEUSE

Elles permettent une contamination par contact direct avec l'animal ou bien par la manipulation d'objets souillés.
Ce pouvoir infectant n'est conservé que durant 15 à 20 jours pour les acariens tandis qu'il peut durer plusieurs mois pour les spores de champignons.
Les voies cutanée ou muqueuse sont les voies de transmission de la tularémie et des leptospiroses par exemple.
Un cas particulier de transmission avec effraction de la barrière cutanée : la transmission par morsure.

Les morsures de chat sont minces et profondes, les germes contenus dans la gueule du chat peuvent pénétrer dans la peau et provoquer une infection.
On distingue trois catégories d'affections transmises par morsure animale :
– infections diverses par des contaminants non spécifiques introduits dans les plaies ;
– des zoonoses essentiellement transmises par morsure (rage, pasteurellose, sodoku) ;
– des zoonoses accidentellement transmises par morsure (leptospirose, tularémie).

Transmission

L'agent transmis par contact se développe soit à la surface de la peau en provoquant des lésions cutanées, soit dans le système général par effraction de la peau (blessure déjà existante ou provoquée par griffure ou par morsure).
Exemples : la rage : morsure ; la teigne : caresse ; la tularémie : contact.

Prévention

Pour éviter la contamination par contact, il est important d'éduquer les enfants (les plus touchés) à ne pas mettre le visage sur l'animal, à ne pas le déranger.

- Pas de contact avec le visage.
- Se laver les mains après le contact.
- Ne pas toucher des animaux inconnus.
- Ne toucher aucun animal dans la nature.

On distingue habituellement deux modalités de transmission, d'une part la transmission directe, d'autre part la transmission indirecte qui nécessite l'intervention de vecteurs.

LES AGENTS TRANSMIS

Les agents responsables des zoonoses peuvent être :
– des helminthes (nématodes, cestodes...), des vers digestifs ;
– des protozoaires (cas des toxoplasmose, leishmaniose...) ;
– des bactéries (cas des MGC, brucellose, leptospirose...) ;
– des virus (cas de la rage) ;
– des mycoses (cas de la teigne)
– des parasites externes (cas de la gale)...

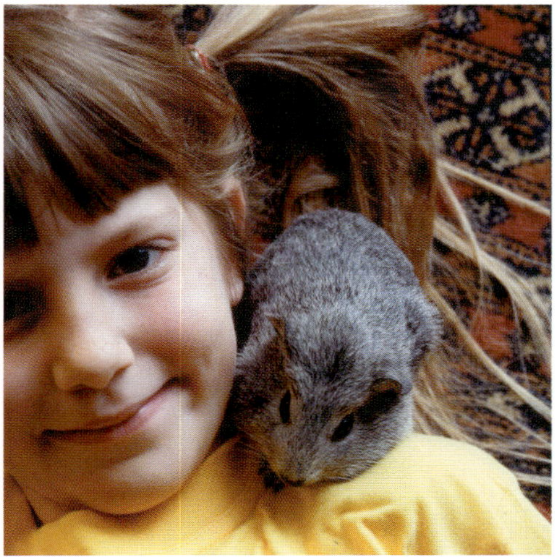

Éviter le contact avec le visage

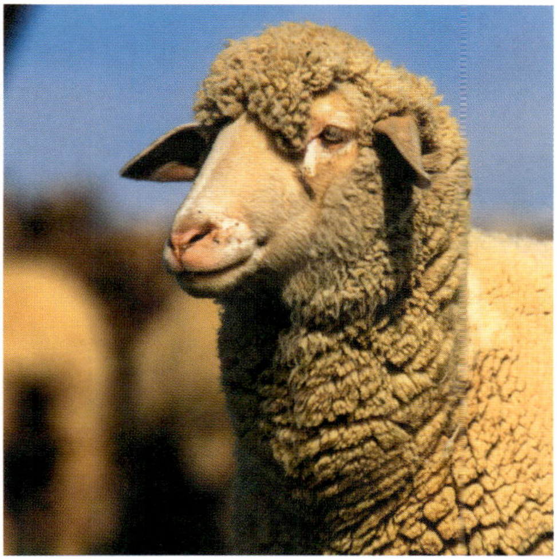

Éviter dans la nature de toucher un animal que l'on ne connaît pas

Se laver les mains

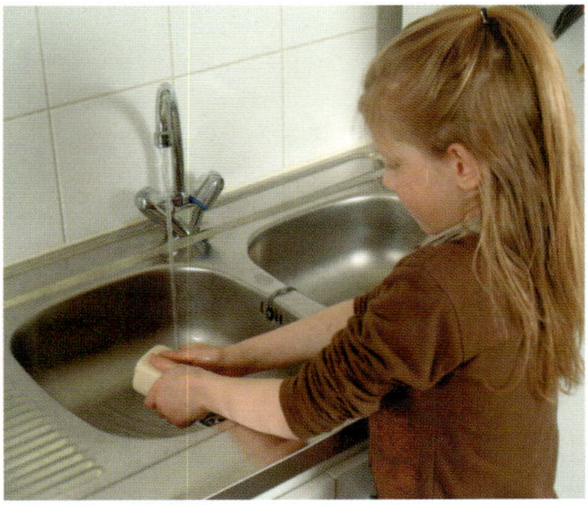

• La transmission directe : elle nécessite un contact étroit entre l'animal malade et l'homme, ce contact pouvant être de différentes natures :

– le contact cutané ou muqueux (caresses et embrassades) permet par exemple la transmission des teignes et des gales ;

– le contact brutal (morsures ou griffures) permet par exemple la transmission de la pasteurellose ;

– le contact avec un cadavre permet par exemple la transmission de la tularémie.

• La transmission indirecte : elle est réalisée par un intermédiaire entre l'animal malade et l'homme. La transmission peut se faire :

– par des produits d'origine animale : ici essentiellement les urines et les fèces des animaux malades ;

– par des supports contaminés :

a) l'eau contaminée par des déjections peut assurer par exemple la transmission de la salmonellose ;

b) l'air porteur de particules infectieuses peut assurer la transmission de l'ornithose-psittacose ;

c) le sol pollué par les déjections, les urines ou encore les cadavres peut être à l'origine des infections dites telluriques ;

d) le mobilier et les objets de soins aux animaux (mangeoires, abreuvoirs, moquettes, brosses) peuvent quant à eux assurer la transmission des teignes ;

– par des êtres vivants assurant la transmission des agents pathogènes : les vecteurs sont essentiellement les arthropodes. Dans le premier cas, l'agent pathogène ne se multiplie pas dans l'organisme du vecteur, ce dernier transmet l'agent en le déposant ou en l'inoculant à l'homme.

Les morsures

Dans deux cas sur trois, selon les statistiques de l'Institut Pasteur, les morsures d'animaux sont imputables aux chiens. Les enfants en seraient les victimes dans 21,3 % des cas. Le risque est supérieur de 40 % pour les garçons, peut-être parce que leurs jeux sont plus brutaux.
Il semble que ce soit surtout les jeunes enfants qui soient mordus, peut-être parce qu'ils présentent un excès de confiance et une mauvaise connaissance des risques encourus et des réactions du chien.

Quatre types généraux de causes de morsure peuvent être mis en évidence :
- la peur ;
- la mise en cause hiérarchique, à laquelle on peut ajouter les problèmes de territoire ;
- la douleur ;
- un état pathologique.

La peur motive la morsure lorsque le chien se sent piégé et ne peut échapper à l'enfant qui veut jouer avec lui, plus ou moins brutalement. Ces morsures sont souvent graves car d'intensité non dosée et souvent à la face.
La mise en cause hiérarchique intervient dans le cas de chiens mal socialisés, à qui on a permis de prendre une position dominante dans la famille. On retrouve des agressions entrant dans cette catégorie de conflits hiérarchiques mettant en cause un enfant lorsque celui-ci grandit et arrive à la puberté. Il s'installe alors un rapport de force, l'enfant cherchant souvent à affirmer son autorité. Ce rapport de force peut basculer dans certaines circonstances. Dans ce cas, cela peut même se produire avec des chiens bien socialisés. La morsure n'arrive souvent qu'après une multitude de signes annonciateurs et devrait donc pouvoir être facilement évitée dans la plupart des cas. En effet le processus d'agression se déroule en trois phases : avertissement, passage à l'acte (morsure), apaisement. Le fait de connaître et surtout de reconnaître cette séquence est important dans la prévention des risques. Une grande part de la prévention de ces différents risques d'agression semble devoir être menée par le praticien, directement ou indirectement. Directement, son rôle est de déceler des troubles pouvant donner lieu à des agressions de la part du chien, qu'il s'agisse de troubles du comportement ou de maladies engendrant douleur ou mauvaise perception des stimuli extérieurs. Beaucoup de ces troubles pourront alors être pris en charge de manière thérapeutique.

Dans le second cas, l'agent pathogène se multiplie dans l'arthropode, c'est le cas des arboviroses.
De ce type de transmission découlent des mesures de prévention spécifiques : éducation, hygiène, prudence.

TRANSMISSION PAR PIQÛRE

Les animaux piqueurs

Ce sont essentiellement les moustiques, les phlébotomes, certaines mouches et certains parasites : puces, tiques. Ce sont les femelles qui en général piquent.
Les phlébotomes (type de moustique) sont à l'origine de la transmission de la leishmaniose chez le chien et l'enfant.
Les tiques sont des acariens qui se nourrissent du sang de nombreux animaux dont éventuellement l'homme.
Elles peuvent être à l'origine de la transmission, chez le chien comme chez l'homme, de la maladie de Lyme.
Les tiques peuvent également être à l'origine d'autres maladies chez le chien, le lapin et divers rongeurs, transmissibles à l'homme (par leur biais) : il s'agit de la fièvre boutonneuse. Cette maladie passe en général inaperçue chez l'animal. Elle peut se rencontrer chez l'homme dans le Midi méditerranéen, surtout durant l'été.

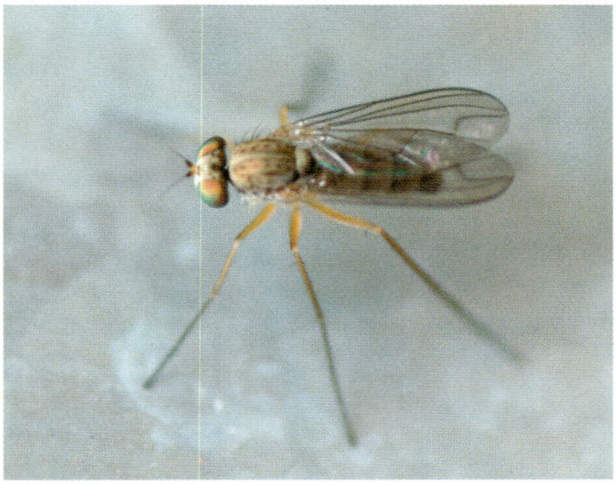

Le moustique

La mouche

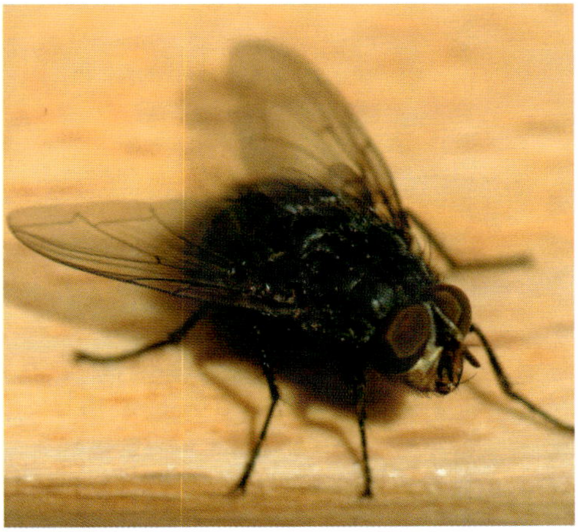

Transmission

Elle se fait en général par la salive. L'animal piqueur « injecte » sa salive en prenant son repas de sang et transmet l'agent infectieux à cet instant.
Les affections transmises sont souvent des affections générales se diffusant par le sang.

Prévention

La première mesure est la lutte contre les animaux piqueurs dans le milieu extérieur.
La seconde mesure est la lutte contre les parasites sur l'animal à l'aide d'antiparasitaires externes.

TRANSMISSION PAR INGESTION

L'ingestion peut être le fait de manger un aliment contaminé ou simplement le fait de mettre les doigts à la bouche après avoir caressé un animal.
L'aliment contaminé peut consister en produits dérivés d'animaux de rente (viande, lait, œufs…) ou en produits fabriqués à partir de ces éléments (produits laitiers, fromage…).
L'agent infectieux ingéré passe la barrière de l'intestin et pénètre alors dans l'organisme.

Prévention

Elle consiste en le contrôle sanitaire des animaux producteurs et dans l'hygiène de vie (lavage des mains).

Ne mettez pas vos doigts dans la bouche

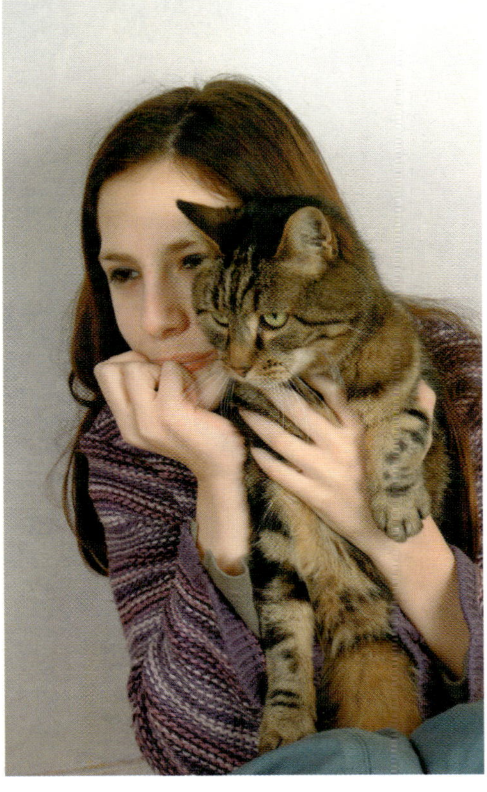

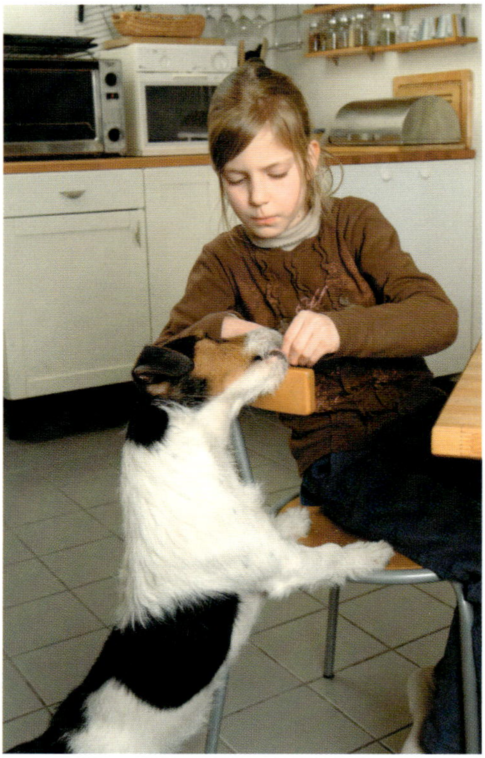

Évitez de toucher votre animal pendant que vous êtes à table

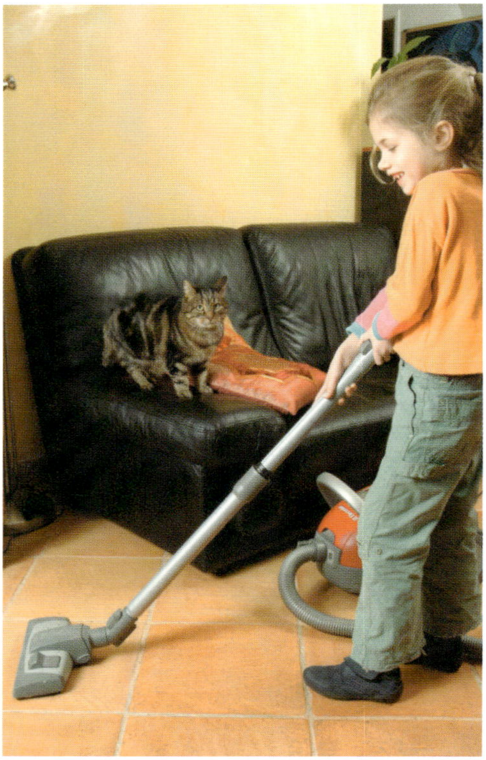

Passer régulièrement l'aspirateur est un moyen de lutte contre les agents de transmission

Évitez de faire la cuisine en compagnie de votre animal

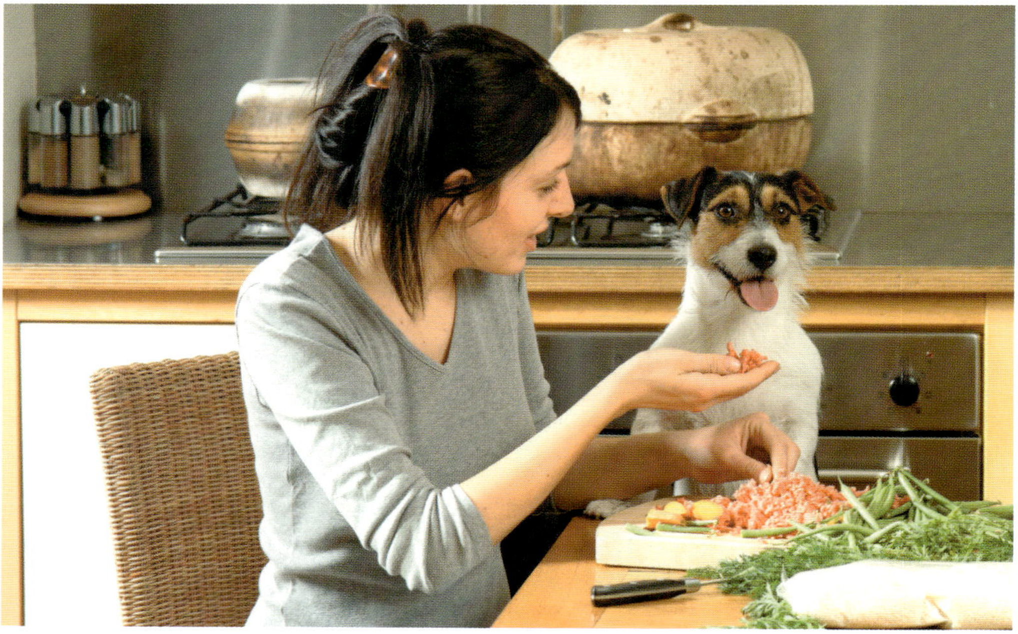

TRANSMISSION PAR INHALATION

Il s'agit de l'inhalation de poussières contenant les agents contaminants (essentiellement des agents qui « volent », type filament : aspergillose…) ; les oiseaux sont la principale source de contaminés.
L'agent responsable d'une zoonose peut éventuellement être mis en suspension dans l'air ambiant.
Lorsque la maladie s'exprime par des symptômes respiratoires, l'agent causal peut être mis en suspension lors d'un accès de toux.
Lorsque les matières virulentes sont constituées par les fèces, le dessèchement de celles-ci ainsi que les mouvements de l'animal assurent la dispersion de l'agent causal dans l'air ambiant.

Transmission
Elle se fait par l'air.

Prévention
L'aération est primordiale, le passage de l'aspirateur peut-être un moyen de lutte très efficace.

Notion de porteur sain

Le porteur sain est un animal qui risque de transmettre un germe, virus ou parasite à l'homme sans exprimer aucun symptôme de la maladie. Le danger est donc représenté par un animal en bonne santé qui est contaminant. Lorsqu'une maladie apparaît chez l'homme, il est important de rechercher quels sont les animaux avec lesquels le malade a été en contact et de dépister l'agent contaminant chez l'animal sain. De nombreuses zoonoses sont transmises par des porteurs sains.

Cavaliers King Charles

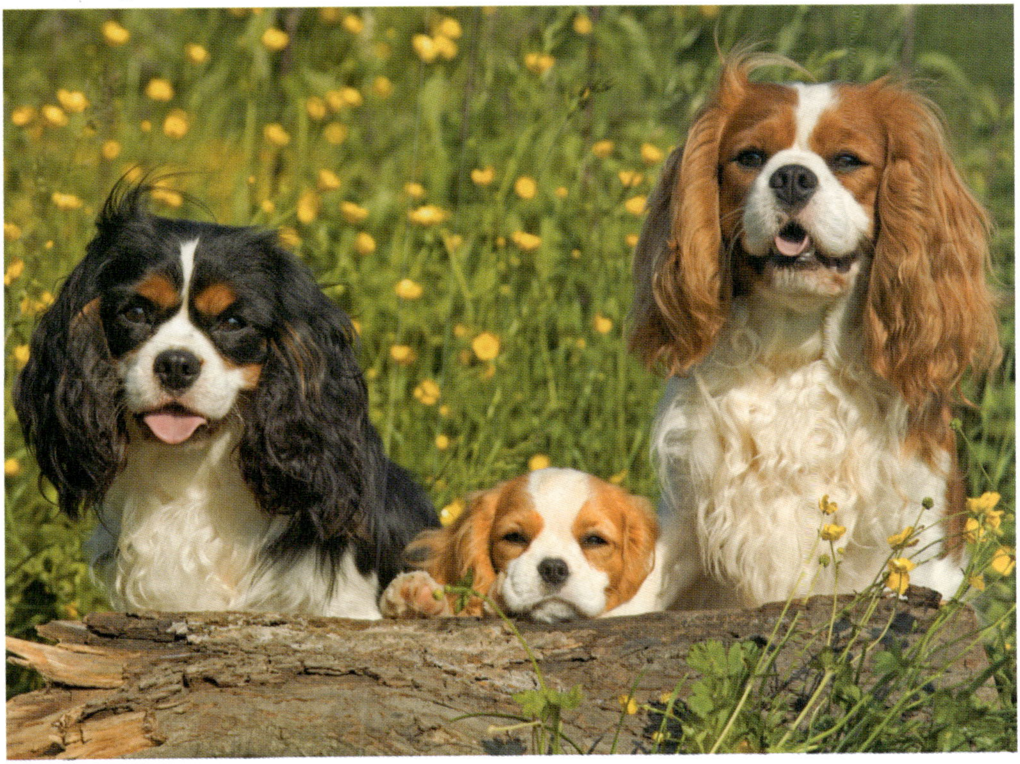

LES ESPÈCES CONCERNÉES

Nous distinguerons ici les animaux de compagnie, les animaux de rente et les animaux sauvages.
La contamination par les animaux de compagnie se fait essentiellement par le contact, celle par les animaux de rente par les produits dérivés.
Les animaux sauvages transmettent des maladies par morsure ou par contact avec des cadavres.

LES CARNIVORES DOMESTIQUES

Bactéries

Brucella canis (chien) : brucellose
Campylobacter jejuni (chiot) : campylobactériose
Chlamydia (chat) : maladie des griffes du chat
Leptospira canicola (chien) : leptospirose
Mycobacterium bovis et *Mycobacterium tuberculosis* : tuberculose
Pasteurella multocida : pasteurellose et bactéries voisines groupe EF4, IIJ, M5, DF2…
Rickettsia conorii : fièvre boutonneuse
Yersinia pseudotuberculosis (chat) : pseudotuberculose

Virus

Virus rabique

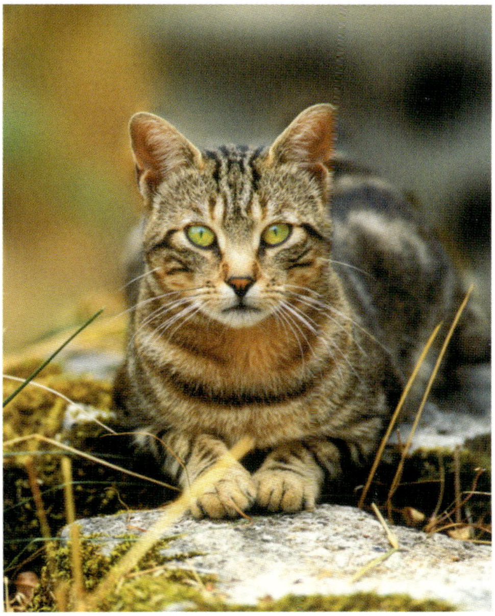

Chat européen

LES BOVINS

Bactéries

Bacillus anthracis : charbon
Brucella abortus : brucellose
Campylobacter jejuni : campylobactériose
Coxielia burnetii : fièvre Q
Leptospira : leptospirose
Listeria monocytogenes : listériose
Mycobacterium bovis : tuberculose
Pasteurella multocida : pasteurellose
Salmonella : salmonellose

Virus

Virus du cow-pox
Virus du pseudo-cow-pox
Virus de la stomatite papuleuse bovine
Virus rabique
Virus de la stomatite vésiculeuse contagieuse
Virus aphteux
Virus de la fièvre de la vallée du Rift

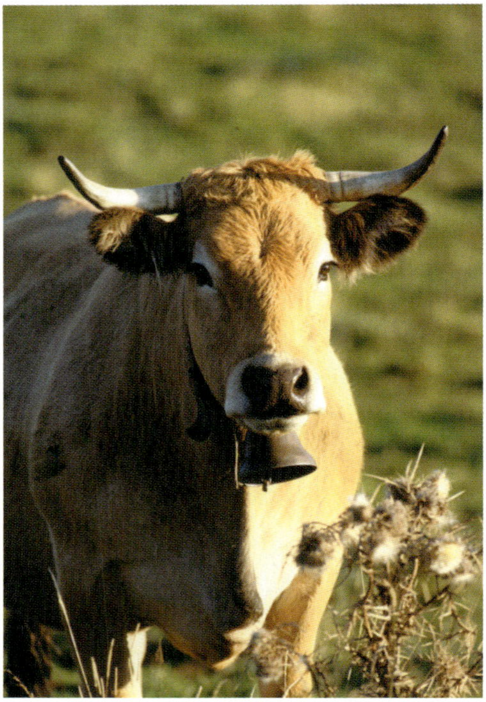
Vache de l'Aubrac

LES MOUTONS ET LES CHÈVRES

Bactéries

Bacillus anthracis : charbon
Brucella melitensis : brucellose
Campylobacter jejuni : campylobactériose
Coxiella burnetii : fièvre Q
Erysipelothrix rhusiopathiœ : rouget
Listeria monocytogenes : listériose
Mycobacterium bovis : tuberculose
Pasteurella multocida : pasteurellose
Salmonella : salmonellose

Virus

Virus de l'ecthyma contagieux
Virus rabique
Virus de la stomatite vésiculeuse contagieuse
Virus aphteux
Divers arbovirus *louping ill*, encéphalite d'Europe centrale, maladie du mouton de Nairobi, fièvre de la vallée du Rift

Chèvre
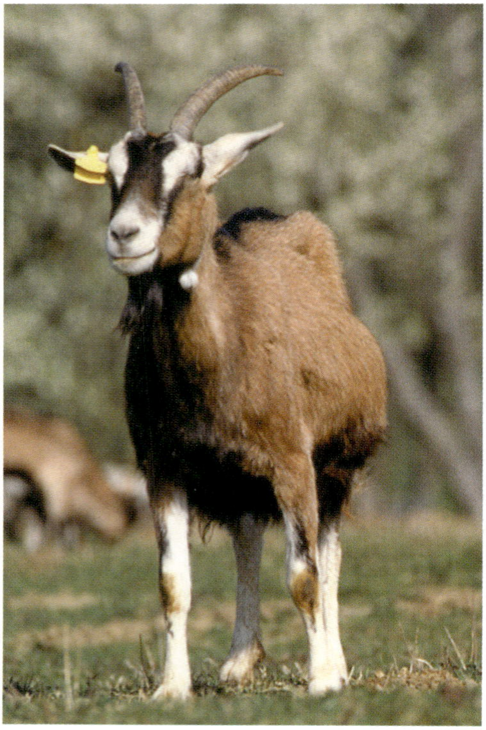

LES CHEVAUX

Bactéries

Bacillus anthracis : charbon

Brucella abortus : brucellose

Leptospira : leptospirose

Pasteurella multocida : pasteurellose

Pseudomonas mallei : morve

Pseudomonas pseudomallei : mélioïdose

Salmonella : salmonellose

Virus

Virus rabique

Virus de la stomatite vésiculeuse

Divers arbovirus : encéphalite de l'Ouest, encéphalite de l'Est, encéphalite du Venezuela, West-Nile, Tahyna…

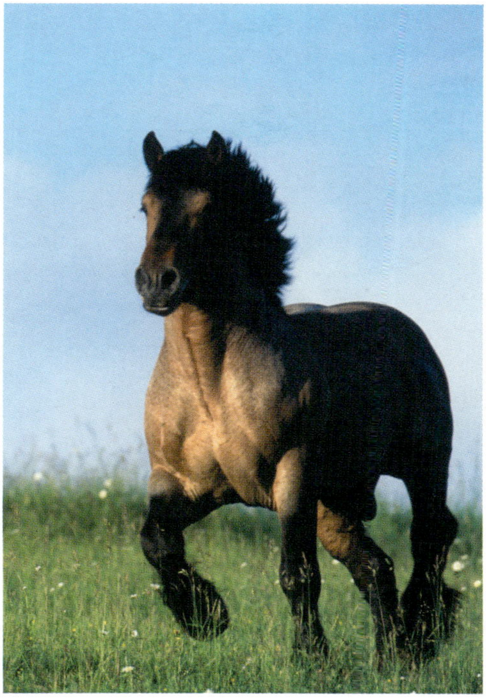

Cheval au galop

LES PORCS

Bactéries

Bacillus anthracis : charbon

Brucella suis : brucellose

Erysipelothrix rhusiopathiœ : rouget

Leptospira : leptospirose

Mycobacterium bovis : tuberculose

Pasteurella multocida : pasteurellose

Salmonella : salmonellose

Virus

Virus rabique

Virus de la stomatite vésiculeuse

Virus de la maladie vésiculeuse des Suidés

Virus aphteux

Virus de l'encéphalomyocardite

Divers arbovirus, encéphalite japonaise B

Virus grippal

Porc

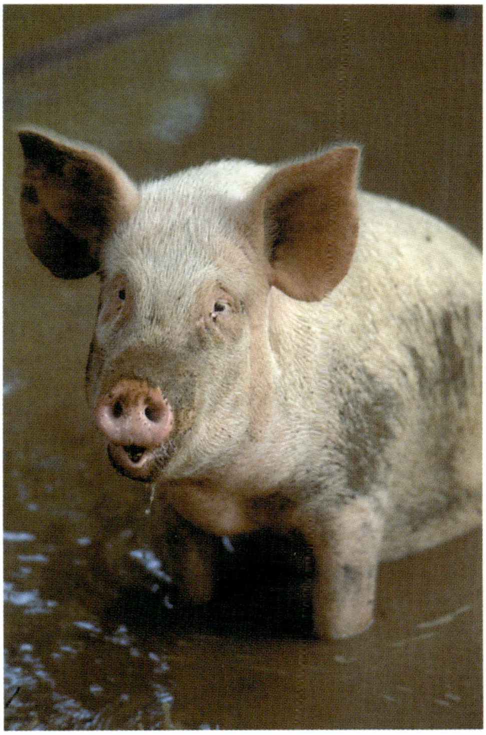

LES OISEAUX

Bactéries

Campylobacter jejuni : campylobactériose

Chlamydia psittaci : ornithose, psittacose

Erysipelothrix rhusiopathiæ : rouget

Listeria monocytogenes : listériose

Mycobacterium avium : tuberculose

Salmonella : salmonellose

Yersinia pseudotuberculosis : pseudotuberculose

Virus

Virus de la maladie de Newcastle
Très nombreux arbovirus :
– encéphalite de l'Ouest,
– encéphalite de l'Est,
– encéphalite de Saint-Louis,
– encéphalite japonaise B,
– West-Nile, etc.

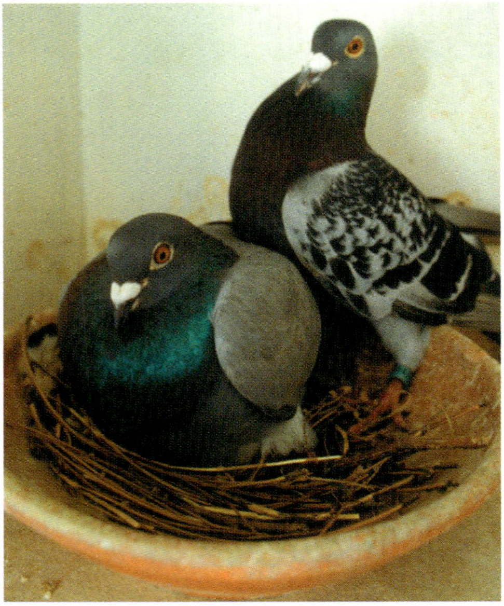

Couple de pigeons

LES RONGEURS

Bactéries

Borrelia : borreliose

Erysipelothrix rhusiopathiæ : rouget

Francisella tularensis : tularémie

Leptospira : leptospirose

Listeria monocytogenes : listériose

Rickettsia typhi : typhus murin

Rickettsia conorii : fièvre boutonneuse

Autres rickettsies

Salmonella : salmonellose

Spirillum morsus murin : sodoku

Streptobacillus moniliformis : streptobacillose

Yersinia pestis : peste

Yersinia pseudotuberculosis : pseudotuberculose

Virus

Virus rabique

Virus de l'encéphalomyocardite

Virus de la chorio-méningite lymphocytaire

Virus de la fièvre de Lassa, virus Machupo, virus Junin

Nombreux arbovirus : encéphalite de l'Ouest, encéphalite à tiques, encéphalite de Californie…

LES SINGES

Bactéries

Mycobacterium tuberculosis : tuberculose

Pasteurella multocida : pasteurellose

Salmonella : salmonellose

Shiqella : shigellose

Virus

Virus de la variole du singe (monkey-pox)

Virus de l'herpès B

Virus rabique

Virus de la maladie de Marburg
Virus de l'hépatite virale A

Divers arbovirus : virus de la fièvre jaune, virus de la maladie de la forêt de Kyasanur

Virus de la maladie de Yaba

Zoonoses et prévention

Tous les animaux peuvent être source de contamination, il est donc utile de prendre des mesures d'hygiène et des précautions avec tous. Selon les personnes, il est important de connaître les risques qui varient en fonction de différents critères.

LES PERSONNES À RISQUES

Elles sont classées en groupes professionnels et groupes sociaux.

Groupe I : éleveurs et autres personnes en contact étroit avec le bétail et les produits d'origine animale.

Groupe II : ensemble du personnel des abattoirs et des usines de traitement des produits et sous-produits d'origine animale.

Groupe III : personnes appelées à pénétrer dans l'habitat de la faune sauvage pour des raisons professionnelles ou récréatives.

Groupe IV : personnes en contact avec des animaux de compagnie ou des animaux sauvages dans un environnement urbain.

Groupe V : ensemble du personnel travaillant dans les laboratoires ou manipulant des prélèvements, des carcasses ou des cadavres.

Groupe VI : professionnels de la santé publique participant à des enquêtes sur le terrain ou au traitement hospitalier des cas.

Groupe VII : personnes frappées par une catastrophe, réfugiés et autres vivant dans des conditions provisoires de surpeuplement et de stress.

L'augmentation des risques est due à certains facteurs.

L'âge

Les enfants sont plus sensibles que les adultes car ils ont un système immunitaire moins compétent. Pour la toxocarose, seulement 17 % des personnes atteintes sont des adultes. Les personnes âgées quant à elles sont également des personnes à risques car leur système immunitaire commence à être moins performant.

Le sexe

Les petites filles sont beaucoup plus souvent atteintes par la teigne que les petits garçons.

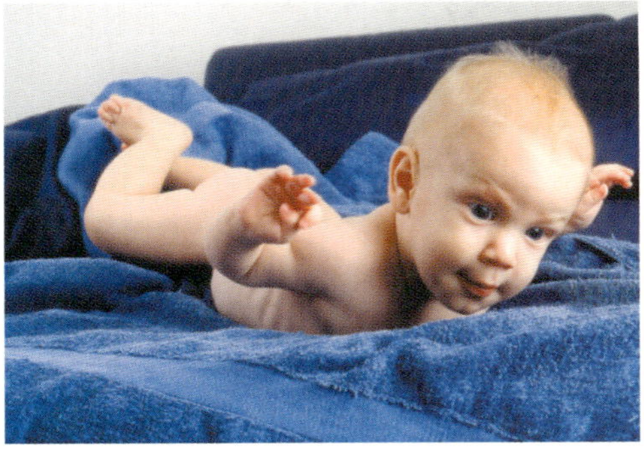

Les bébés sont très sensibles aux agents pathogènes...

... de même que les personnes âgées

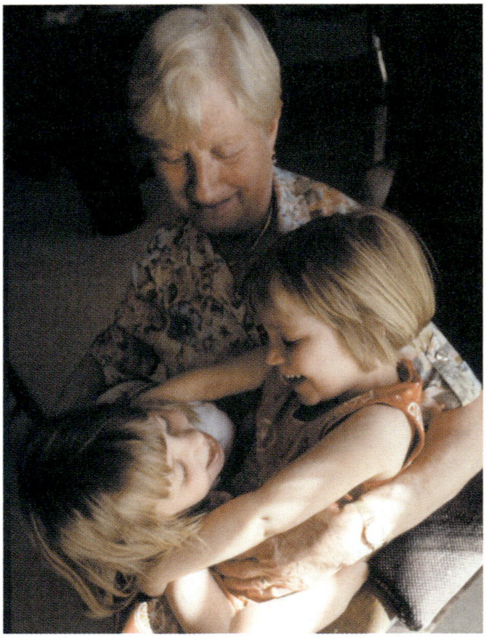

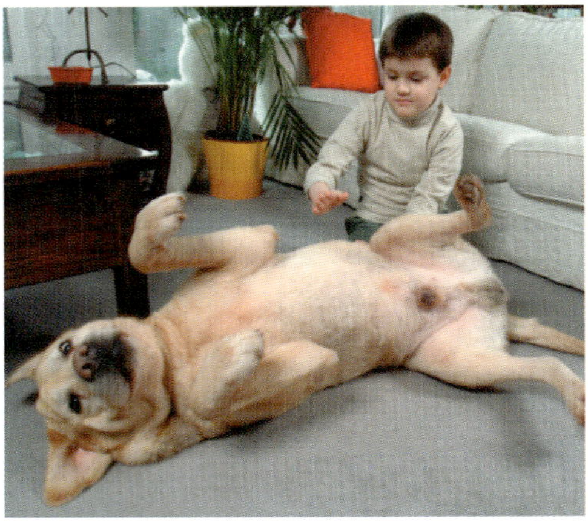

Les jeunes enfants qui jouent avec leur chien...

... ont aussi tendance à porter leurs doigts à la bouche

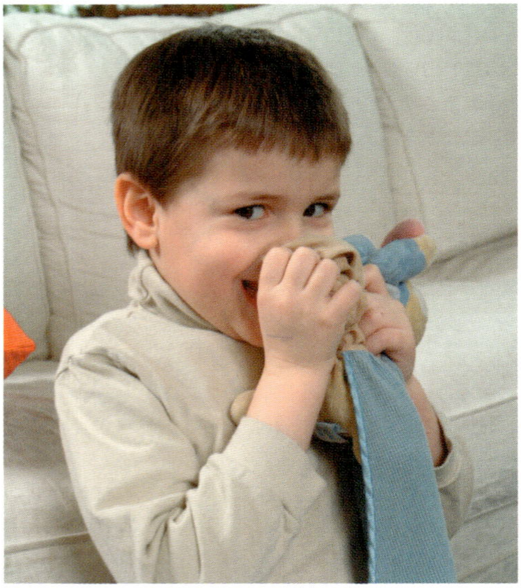

L'HYGIÈNE

• L'hygiène corporelle : les enfants présentent un risque beaucoup plus élevé que les adultes de contracter une zoonose car ils touchent les animaux et la terre puis ont tendance à porter les doigts à leur bouche sans se laver les mains.

• L'hygiène de l'habitat des animaux : si les cages ou les vivariums ne sont pas correctement entretenus, les matières virulentes s'accumulent et les risques de contracter une zoonose sont accrus.

LE SYSTÈME IMMUNITAIRE

On peut augmenter les défenses immunitaires par la vaccination : le vaccin BCG permet de protéger l'individu contre la tuberculose. Au contraire, on peut observer une diminution des défenses immunitaires dans diverses circonstances :

- Insuffisance de nutrition, carences.

- Maladies :

– immunodéficiences congénitales ;
– diabète ;
– insuffisance rénale chronique ;
– alcoolisme avec cirrhose hépatique ;
– certains types de cancer ;
– infectieuses.

- Traitements immunosuppresseurs que l'on administre à différentes catégories de personnes :

– aux patients cancéreux ;
– aux personnes ayant reçu une greffe d'organe ou de moelle osseuse ;
– aux personnes souffrant de maladies auto-immunes ;
– aux personnes ayant subi une splénectomie suite à un accident sur la voie publique (et ce n'est pas si rare !) ou une hémodialyse à long terme.

LES MESURES PRÉVENTIVES

Les difficultés résident dans le nombre d'espèces réservoirs ou vecteurs pour certains agents de zoonoses.
Il peut y avoir jusqu'à 300 espèces susceptibles d'en assurer la propagation.
Les zoonoses transmises par les animaux sauvages sont très dures à combattre.
Le sol est également un protecteur important de certains agents, difficiles à atteindre.
Il existe des mesures simples, qui peuvent limiter la transmission des zoonoses, à prendre au niveau des animaux, de l'environnement et de l'attitude de l'homme.

LES ANIMAUX

L'importation

Des règles strictes sont appliquées aux frontières.
Ne rapportez pas d'animaux abandonnés de pays étrangers, c'est ainsi que souvent les maladies sont introduites dans un pays sain.

L'achat d'animaux

Prenez de grandes précautions quand vous achetez un animal. Vérifiez son état de santé et faites une visite vétérinaire juste après l'achat pour vérifier son état sanitaire.

Contention

Apprenez à tenir un animal pour ne pas le surprendre (rongeur), car il existe peu d'animaux agressifs.
Les mordeurs sont souvent des animaux surpris ou dérangés.

Prenez garde à bien saisir votre rongeur pour ne pas l'effrayer

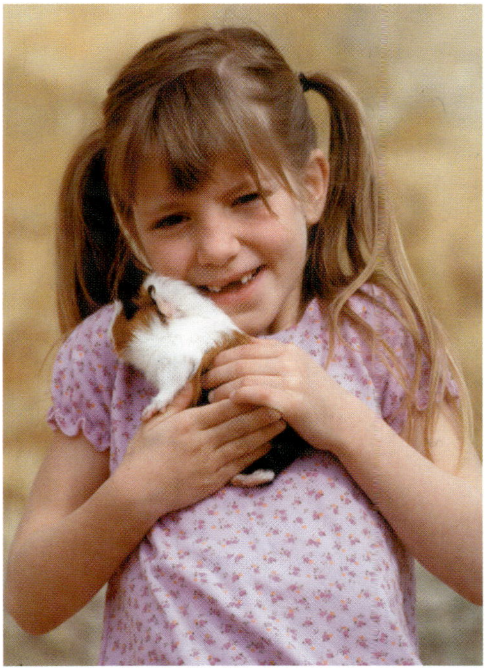

Hygiène

Entretenez votre animal (bain…) et son environnement (cage, litière…).

Lutte contre les parasites

Externe.
Interne.
Dans la nature.
Dépistage du parasitisme cutané et intestinal avec traitement par antihelminthique des femelles gravides et des chiots.
Application régulière de la vaccination contre la rage et la leptospirose chez le chien.

Une bonne hygiène… est la meilleure parade contre les parasites

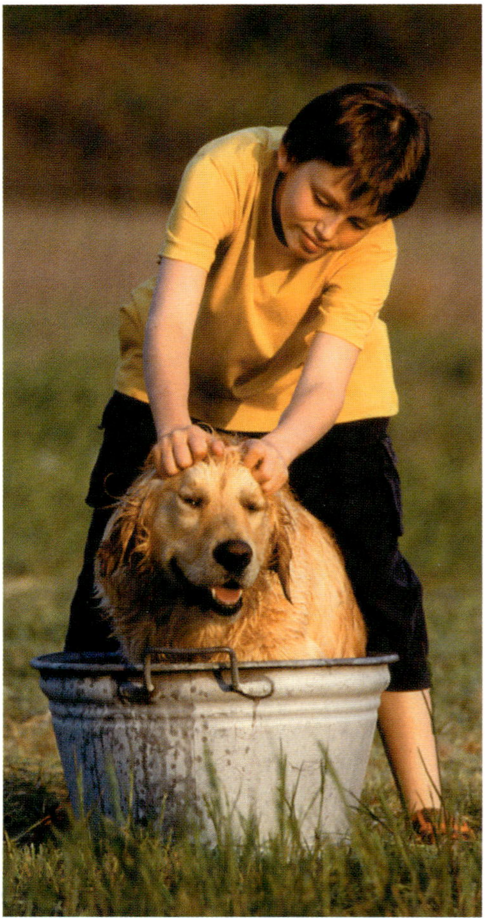

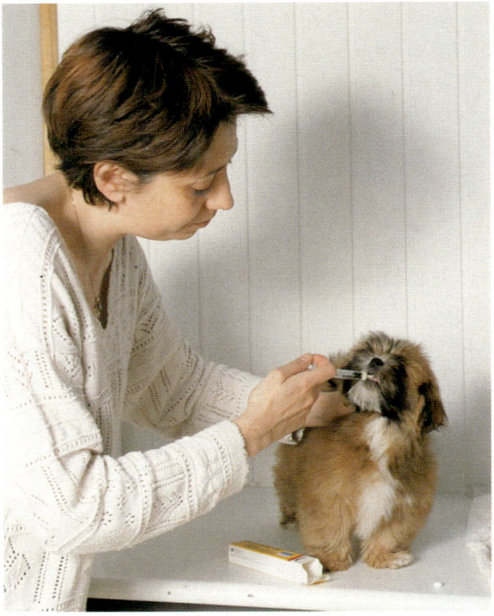

Les traitements antiparasitaires doivent être renouvelés pour être efficaces © Français/Cogis

L'ENVIRONNEMENT

Ramasser les excréments du chien sur les trottoirs, pelouses publiques, terrains de jeux et plages.
Aérer.
Passer l'aspirateur.
Prendre garde aux eaux souillées.

L'ATTITUDE DE L'HOMME

Limiter le plus possible les contacts par léchage, notamment pour les enfants, ou l'intimité excessive par partage du même lit.
Lavage systématique des mains après les jeux avec les animaux et avant de passer à table.
Port de gants par les femmes enceintes pour le nettoyage du « plat du chat » ; si l'animal a accès aux oiseaux et aux rongeurs ou reçoit de la viande crue, désinfection par l'ammoniaque.

Les grandes règles de la prévention

- Respecter les notions d'hygiène de base avec un animal domestique :
  – ne pas se laisser lécher ;
  – ne pas mettre les doigts à la bouche ;
  – se laver les mains fréquemment ;
  – déparasiter son animal de compagnie ;
  – soigner rapidement tout problème de peau.

- Respect de la législation :
  – ne pas recueillir d'animaux inconnus ;
  – attention à l'achat.

- Respect de l'hygiène :
  – aérer ;
  – passer l'aspirateur ;
  – laver l'animal ;
  – laver l'environnement ;
  – désinfecter.

- Respecter des principes sains à l'égard de l'animal :
  – respect de son mode de vie (repos...) ;
  – éducation de l'animal ;
  – éducation des enfants ;
  – avec d'autres animaux de compagnie, comme les cobayes et les hamsters, les mêmes précautions d'hygiène individuelle doivent être prises, d'autant plus qu'ils sont très souvent atteints d'infections latentes non décelables.

PRÉCAUTIONS CONTRE LES ZOONOSES PROFESSIONNELLES

Les risques de contracter une infection animale dans l'exercice d'une profession peuvent être limités par diverses mesures :
– port de vêtements de protection (bottes, gants, blouses) ;
– respect des règles d'hygiène de base (pas de cigarette pendant les soins aux animaux, changement de chaussures avant de pénétrer dans son domicile...) ;
– destruction soigneuse des produits d'avortement des femelles domestiques ;
– désinfection régulière des locaux occupés par des animaux, dératisation, désinsectisation ;
– vaccination des animaux en région infectée ou menacée (rage, brucellose, charbon, rouget) ;
– vaccination des personnes particulièrement exposées, par exemple vaccination contre la rage des vétérinaires en région d'enzootie, des travailleurs de laboratoire.

Limitez l'intimité excessive avec votre animal

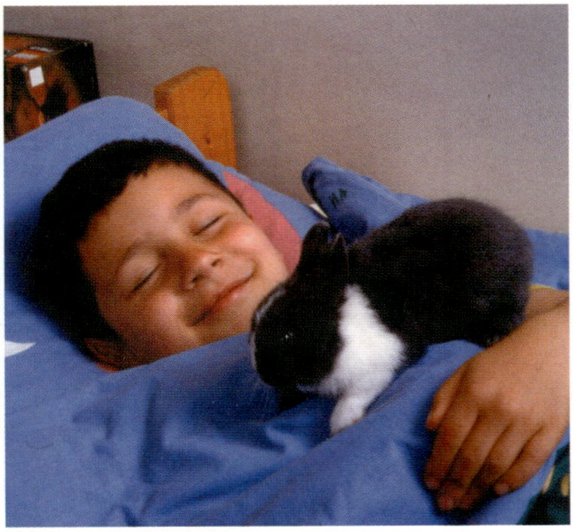

Agriculteurs et éleveurs sont exposés

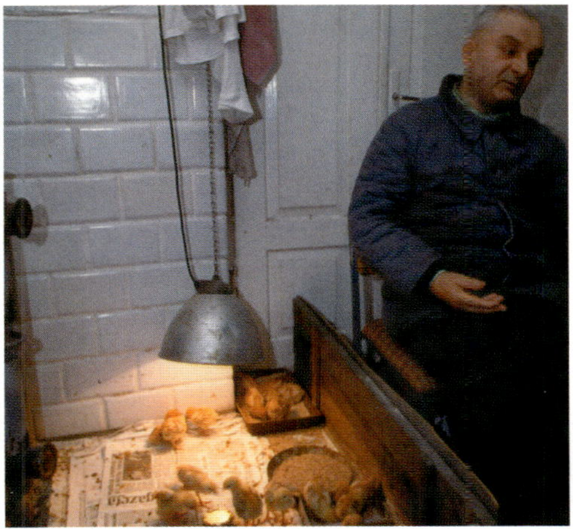

PRÉVENTION DES ZOONOSES D'ORIGINE ALIMENTAIRE

Ne consommer du lait que s'il a été pasteurisé, stérilisé ou soumis à une ébullition véritable.
Dans les régions d'enzootie brucellique, s'abstenir non seulement de lait cru, mais aussi de fromages frais.
Faire cuire suffisamment la viande pour éviter téniasis, toxoplasmose, vibriose.
Laver soigneusement les végétaux qui seront consommés crus (salades, carottes) et qui peuvent avoir été souillés par les excréments ou les urines d'animaux.

Faire cuire suffisamment la viande

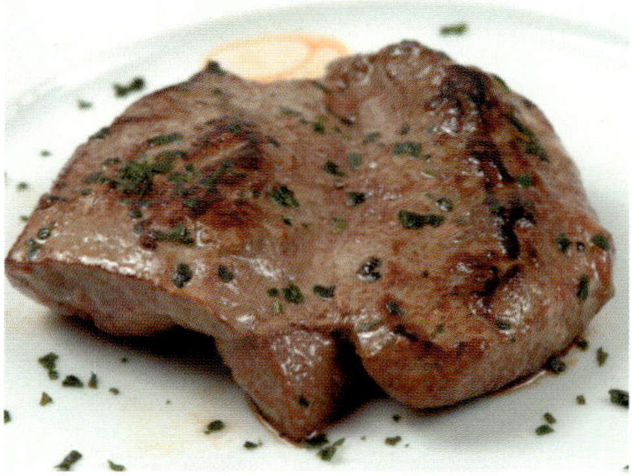

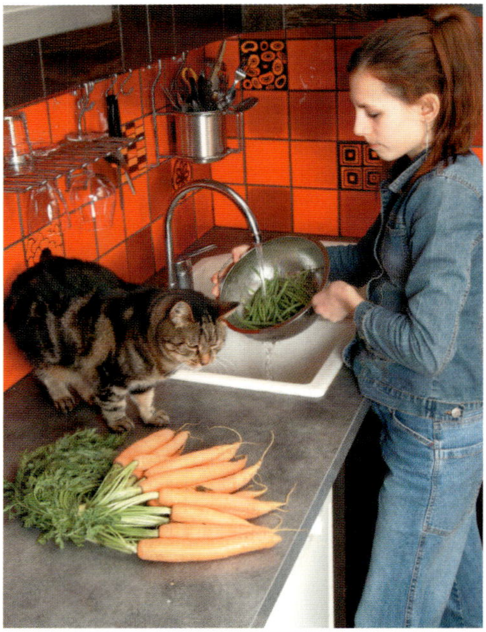

Laver soigneusement tous les légumes qui seront consommés crus

Attention : les personnes dont le système immunitaire est affaibli risquent davantage de développer des problèmes graves causés par les zoonoses et devraient faire très attention lorsqu'elles sont en présence d'animaux.

PRÉVENTION DES ZOONOSES DES LOISIRS

Il faut éviter de consommer des fruits qui peuvent être souillés par des excréments d'animaux, se rappeler que les mains peuvent être contaminées par le contact du gibier abattu et d'animaux sauvages, même s'ils ne paraissent pas malades. Lors du tourisme dans les régions tropicales, penser au danger des bains en eau douce (lac, rivière), ne pas marcher pieds nus sur le sol humide ou boueux, et ne pas consommer de préparations culinaires à base de viande, de poissons ou de crustacés non cuits.

PRÉVENTION DES MALADIES TRANSMISES PAR MORSURE OU GRIFFURE

Certaines mesures de socialisation et de dressage permettent de prévenir les agressions de l'animal.
Très tôt, il faut habituer l'enfant à ne pas se laisser mordiller par les chiots et les chatons, même s'il s'agit d'un jeu.
En cas de morsure ou de griffure, il est toujours préférable de montrer les lésions à un médecin.
L'animal doit être placé sous surveillance sanitaire par un vétérinaire pendant 15 jours pour dépister des symptômes de

LE CAS PARTICULIER DES ENFANTS

Attention au choix d'un animal pour un enfant.
Les reptiles, comme les tortues, les lézards et les serpents, sont souvent porteurs de la salmonelle, une bactérie (un germe) très difficile à tuer. Les enfants devraient toujours se laver les mains après avoir manipulé un reptile.
Les animaux exotiques, comme l'opossum, le hérisson d'Europe ou le singe, ne sont pas de « bons » animaux pour les enfants.
Ils peuvent être dangereux ou avoir besoin de soins spéciaux que les tout-petits ne peuvent leur donner.
Les chiens peuvent mordre de temps à autre.
Les animaux sauvages ne devraient pas être traités comme des animaux domestiques.
Les furets ne conviennent pas dans les maisons où vivent des enfants.

rage. Tout décès, tout signe de maladie ou toute disparition de l'animal doivent être immédiatement signalés.

PRÉVENTION DES PARASITOSES CUTANÉES

Il est important d'amener tout nouvel animal et tout animal présentant une dermatose chez le vétérinaire afin de détecter les principales parasitoses cutanées. Les animaux errants ou malades ne doivent pas être manipulés par les enfants. Ces derniers doivent apprendre à se laver les mains après avoir touché leurs compagnons. Les animaux domestiques ne doivent évidemment pas être acceptés dans les lits.

HYGIÈNE DOMESTIQUE

À la maison, il est conseillé :
- de ne pas consommer de lait cru ou de viande insuffisamment cuite ;
- d'adopter de bonnes mesures d'hygiène (se laver les mains régulièrement, surtout après manipulation de viande crue et avant de préparer les repas) ;
- de bien laver les légumes et les fruits du jardin ;
- de faire bouillir l'eau si elle est soupçonnée d'être source de contamination ;
- de porter des gants quand on jardine ;
- d'isoler les animaux de compagnie malades jusqu'à leur guérison et de leur interdire l'accès à la maison ;
- d'éviter que les femmes enceintes, les jeunes enfants, les personnes âgées soient en contact avec des animaux malades ou à risques, ainsi qu'avec les sécrétions et produits de ces derniers.

PRÉVENTION DES PARASITOSES INTERNES

La plupart des zoonoses parasitaires internes sont transmises de manière indirecte par l'intermédiaire du sol. Il faut donc protéger l'accès des aires de jeux des enfants de la présence d'animaux. Chacun doit habituer son chien à déféquer loin de ces lieux, qui doivent être correctement entretenus, l'idéal étant de pouvoir isoler la partie où se trouve le sable, de manière à éviter les défécations nocturnes de chats et d'animaux sauvages. L'alimentation peut également être source de contamination infantile. Il est important de limiter l'accès des animaux à la cuisine où ils peuvent souiller les aliments ou les ustensiles. Le nettoyage de leur matériel (litière, gamelles...) ne doit pas être fait dans l'évier qui sert à la préparation des aliments. Rappelons

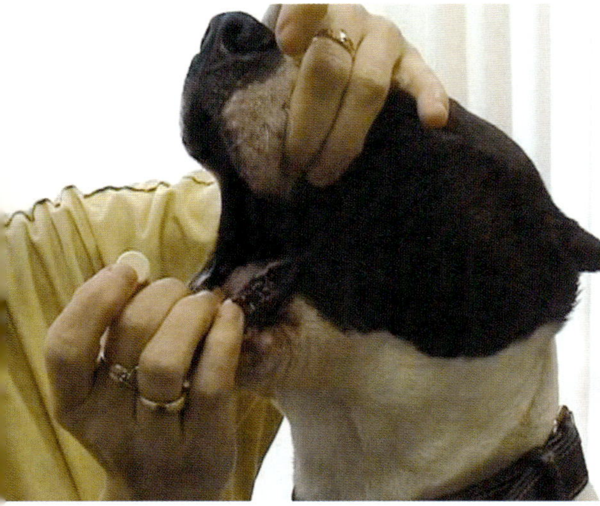

Vermifugation par comprimé © Dr G. Hagège

Vermifugation par seringue © Dr G. Hagège

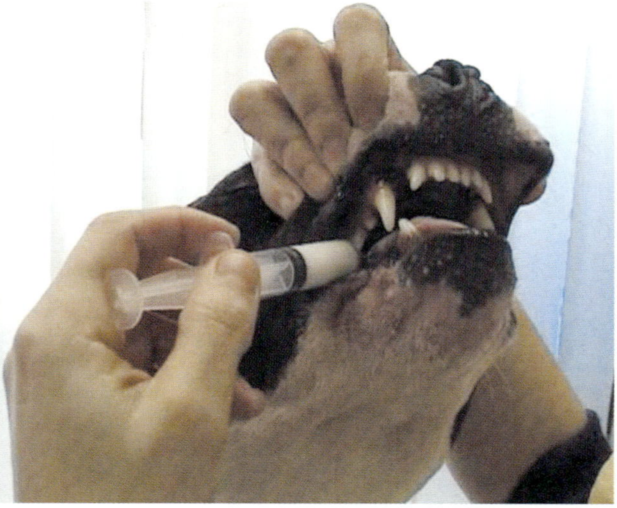

encore que ces derniers doivent toujours être correctement lavés avant leur consommation.
Certaines parasitoses internes sont transmises par contact direct. L'enfant doit apprendre à ne pas se laisser lécher le visage et à toujours se laver les mains après les séances de caresses.
Une étude menée au sein de 25 familles sur des enfants de 2 à 4 ans et demi montre que dans 7 cas les chiens lèchent fréquemment les mains et le visage des enfants. Certaines maladies telles que la leishmaniose doivent amener à éloigner l'animal en raison des risques de contamination.
Il est également préférable d'éviter les contacts entre les enfants et les femelles allaitantes, celles-ci présentant un risque de contamination directe de toxocarose.
Pour les verminoses digestives, la prévention passe enfin par une vermifugation des animaux.

PRÉVENTION DES MALADIES VIRALES ET BACTÉRIENNES TRANSMISSIBLES PAR INHALATION

Certaines maladies peuvent être transmises par simple inhalation. C'est le cas notamment de la très dangereuse mais très rare chorioméningite lymphoplasmocytaire, mais aussi des clamydioses du cobaye.
Il est préférable, pour limiter les risques (qui sont toutefois très faibles), de ne pas installer l'animal dans la chambre de l'enfant.

PRÉVENTION DE LA SALMONELLOSE AU CONTACT DES REPTILES ET TORTUES

Les reptiles et tortues hébergent des salmonelles de manière asymptomatique (36 à 77 % des fèces sont contaminées selon les espèces). Certaines règles de base permettent d'éviter les risques de contamination :
– toujours se laver les mains après manipulation du reptile, du terrarium ou de ses accessoires ;

– ne pas manger, boire ou fumer en manipulant un reptile, ne pas embrasser l'animal ;
– ne pas installer le reptile dans la cuisine ou à proximité du lieu de préparation du repas ;
– ne jamais utiliser l'évier de la cuisine, le lavabo ou la baignoire pour baigner les reptiles ou laver les accessoires du terrarium, ou pour jeter la nourriture et l'eau non consommées ;
– faire nettoyer le terrarium par un adulte portant des gants ;
– veiller à la propreté du terrarium et désinfecter régulièrement celui-ci ainsi que les accessoires ;
– s'assurer de la fraîcheur de l'alimentation des reptiles.

PRÉVENTION DES ZOONOSES DANS LES ÉTABLISSEMENTS SCOLAIRES

Instaurer une quarantaine de 2 à 4 semaines avant de mettre un nouvel animal au contact des autres ou des enfants. Faire établir un certificat de bonne santé par le vétérinaire.

Faire dépister de manière systématique chez le vétérinaire les maladies qui peuvent l'être : la teigne pour les chiens, les chats et les rongeurs.

La cage et le bac à déjections doivent être nettoyés et désinfectés régulièrement par un adulte.

Les manipulations des animaux doivent se faire sous le contrôle d'un adulte et les enfants doivent être habitués à se laver systématiquement les mains après le contact.

Les animaux des collectivités doivent être isolés des enfants et mis sous surveillance médicale au moindre signe suspect. Les animaux décédés doivent être amenés chez le vétérinaire.

PRÉVENTION DES ALLERGIES

La trop grande promiscuité entre l'animal et l'enfant paraît être la principale cause de sensibilisation : il est donc vivement conseillé de ne pas faire dormir les animaux dans les chambres des enfants.

Il semble par ailleurs souhaitable, pour limiter les phénomènes de sensibilisation, de ne pas établir de contacts entre les chiens et les enfants de moins de 1 an.

La plupart des personnes ne se sensibilisent que dans un intervalle de 6 à 8 mois après l'établissement du contact.

Les oiseaux, les petits rongeurs, les lagomorphes sont à déconseiller aux personnes allergiques ou asthmatiques en raison de la présence de foin ou de paille et du transport des acariens par les plumes.

Le bac à déjections doit être nettoyé et désinfecté

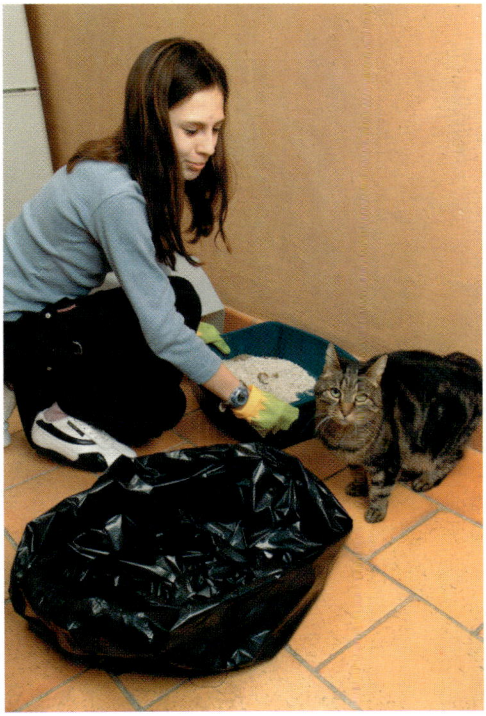

Zoonoses à expression générale

Appellation	***Agent***	***Réservoir***	***Transmission***	***Symptômes***
Ascaridose, toxocarose, « larva migrans » viscérale	*Toxocara canis* (parasite)	Chat, chien	Orale Fines herbes, bac à sable, pelage	Baisse de l'état général
Tularémie	*Francisella tularensis* (bactérie)	Rongeurs, lagomorphes	Contact Peau, muqueuse oculaire et respiratoire	Fièvre, douleurs musculaires
Toxoplasmose	*Toxoplasma gondii* (protozoaire)	Chat	Ingestion transplacentaire	« Grippe »
Fièvre hémorragique	Virus de Hantaan	Rongeurs	Inhalation, contact	« Grippe »
Chlamydiose	*Chlamydia psittaci*	Oiseaux	Inhalation	Fièvre
Brucellose	*Brucella*	Ruminants, carnivores	Cutanée, digestive	Fièvre, arthrite
Arboviroses	Arbovirus	Mammifères, oiseaux, reptiles	Arthropodes hématophages	Fièvre, grippe
Coxiellose	*Coxiella burnettii*	Animaux de rente, rongeurs	Inhalation, contact	« Grippe »
Grippes	Virus *Influenza*	Oiseaux, porcs	Voie respiratoire et digestive	Fièvre
Mélioïdose	Bacille de Whitmore	Tous	Cutanée	Fièvre
Pneumocystose	*Pneumocystis carinii*	Rongeurs sauvages	Respiratoire	Respiratoire
Peste	*Yersinia pestis*	Rongeurs sauvages, puce	Orale, cutanée	Fièvre
Rickettsiose	Rickettsies	Rongeurs	Piqûre de tique	Fièvre
Leptospirose	Leptospire	Rongeurs	Cutanée	Ictère, généraux
Sodoku	*Spirillum morsua munis*	Rongeur, furet, chien	Cutanée	Fièvre, douleur, ulcère
Ankylostomose	Ankylostome (parasite)	Chien	Transcutanée	Toux, douleurs

Ascaridose, toxocarose, « larva migrans » viscérale

Définition : zoonose parasitaire

Toxocara canis est le parasite intestinal le plus répandu chez le chien. Chez l'animal adulte, il y a peu ou pas de parasites dans le tube digestif car les larves effectuent le plus souvent une migration qui aboutit à leur enkystement dans les tissus (tissus musculaires plus particulièrement). Un réveil de ces larves s'effectue surtout à l'occasion de la gestation. Les animaux jeunes s'infestent par migration larvaire transplacentaire, puis par le lait et par l'intermédiaire des selles de la mère.

La toxocarose est actuellement la parasitose la plus commune aussi bien dans les pays industrialisés que dans ceux en voie de développement. Elle représente un problème de santé publique dans les pays industrialisés. En Europe et en milieu urbain, 7 à 15 % des enfants ont des anticorps dans le sang contre ce parasite, prouvant donc qu'ils ont été en contact.

L'agent pathogène : *Toxocara canis*

C'est un vers rond et long (10 à 20 cm). Il est susceptible d'entraîner des « larva migrans » viscérales chez l'enfant. *Toxocara cati*, chez le chat, peut également en être responsable.

Les animaux transmetteurs : carnivores

Les chats et les chiens sont les principaux réservoirs d'ascaris ; une vermifugation régulière s'impose.

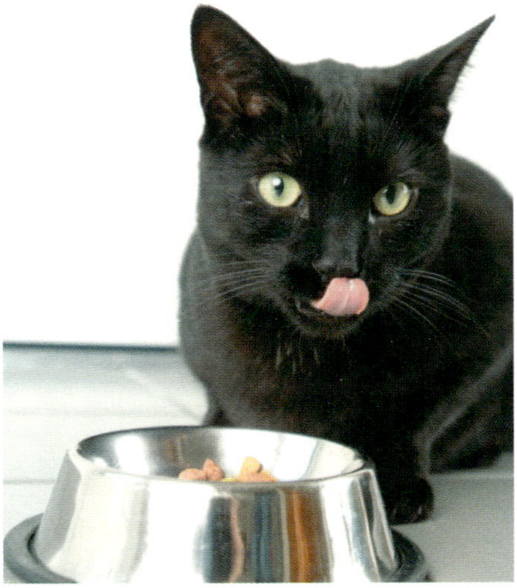

Hygiène de la gamelle

Le mode de transmission : voie orale

Les œufs qui se trouvent dans le milieu extérieur sont très résistants. Ils sont présents sur la terre, dans l'herbe, dans les bacs à sable, ainsi que sur le pelage de l'animal.

L'enfant est contaminé le plus souvent par ses mains sales, qu'il porte à la bouche. Les mains se souillent au contact d'un sol pollué par les déjections animales, en jouant dans des bacs à sable contaminés, en manipulant des gamelles destinées aux repas des animaux, en nettoyant sans précaution une niche ou en touchant des légumes provenant d'un jardin potager non clôturé. La contamination alimentaire est possible (salades, abats crus ou peu cuits d'agneau ou de veau, de lapin ou de poulet).

Sources de contamination chez l'homme

Le risque d'infestation reste élevé en France : 90 à 95 % des chiots sont parasités, 65 % des chatons, 25 % des chiens adultes.

Où se contamine l'homme

Le risque d'infestation concerne la ville comme la campagne :
– contamination importante en zones maraîchères non clôturées ;
– 77 % des jardins publics sont contaminés ;
– contamination possible en appartement (chiot, semelles !).

Comment l'homme est-il contaminé ?

Par pica : surtout les enfants (la toxocarose les concerne en priorité) ; par ingestion de légumes ou fruits souillés ; par la maladie des « mains sales ».

LES SYMPTÔMES CHEZ L'ANIMAL

Chez le jeune animal parasité, les symptômes sont un affaiblissement, des troubles digestifs (diarrhée, ventre ballonné, rejet de vers par les selles ou vomissements), un retard de croissance et éventuellement des troubles nerveux.

LES SYMPTÔMES GÉNÉRAUX CHEZ L'HOMME

La larva migrans viscérale est la forme majeure relativement rare. Classiquement, elle touche un enfant de milieu défavorisé vivant en contact avec un chiot. Les symptômes associent une altération de l'état général, un gros foie et une grosse rate, des troubles respiratoires, une fièvre, des douleurs articulaires et musculaires, des troubles digestifs avec malnutrition, une fatigue, des troubles neurologiques. D'autres symptômes sont possibles : anorexie, pâleur, signes cutanés (urticaire, érythème noueux, etc.), adénopathies et œdèmes. Souvent, le tableau est moins sombre et associe une fatigue chronique, un amaigrissement, des troubles digestifs (douleurs abdominales), des manifestations allergiques diverses (urticaire, asthme, eczéma), une fièvre et une hyperéosinophilie. Cette forme de toxocarose est fréquente dans la région Midi-Pyrénées. L'évolution spontanée aboutit souvent à la guérison.

Le syndrome de « toxocarose cachée » correspond à l'association de douleurs abdominales avec des maux de tête et toux associés à une sérologie de toxocarose positive. La toxocarose doit être envisagée lors d'un diagnostic différentiel de certains symptômes (douleurs abdominales chroniques, gros foie, anorexie, nausées, troubles du comportement ou du sommeil, toux, pharyngites, céphalées, fièvres inexpliquées). Les cas de toxocarose sans aucun signe clinique sont très fréquents. La toxocarose oculaire est rare mais grave. L'atteinte, le plus souvent unilatérale, se traduit par une baisse brutale d'acuité visuelle, distorsion d'images… À l'examen ophtalmologique, les anomalies les plus fréquemment retrouvées sont un granulome rétinien, une uvéite ou une atteinte inflammatoire périphérique.

LE TRAITEMENT

Vermifugation 2 à 3 fois par an des chiens et chats, en particulier ceux de moins de 6 mois, arrêt des comportements de pica chez l'enfant.
Amélioration de l'hygiène personnelle basée sur le lavage des mains après contact avec la terre.
Clôture des aires de jeux pour enfants et des potagers familiaux.

Calendrier de vermifugation pour chiens

Chiots : toutes les 2 semaines jusqu'à 3 mois, puis 1 fois par mois jusqu'à 6 mois puis 2 à 4 fois par an à l'âge adulte.
Chienne : avant l'accouplement, à la mise bas, à la 2e et la 4e semaine après la mise bas.
Chien adulte : traitement régulier prenant en compte l'exposition au parasite et sa période prépatente (2 à 4 fois par an).
Remarque : dès l'acquisition et à la 2e semaine pour tout chien ou chiot nouveau au foyer.

Calendrier de vermifugation pour chats

Chaton : toutes les 2 semaines jusqu'à 3 mois puis 1 fois par mois jusqu'à 6 mois, puis 2 à 4 fois par an (chatte allaitant vermifugée en même temps).
Chat adulte : traitement régulier prenant en compte l'exposition au parasite et sa période prépatente (2 à 4 fois par an).
Remarque : dès l'acquisition et à la 2e semaine pour tout chat nouveau au foyer.

Cuisson suffisante des abats…
Les bacs à sable des enfants doivent être couverts lorsqu'ils ne sont pas utilisés.
Il faut éviter tout léchage de l'enfant par l'animal et désinfecter tout lieu souillé par des selles de chiens.

En cas de « larva migrans » viscérale, le traitement est symptomatique : corticoïdes, antihistaminiques. Le traitement de la toxocarose oculaire repose notamment sur les corticoïdes en milieu spécialisé.
Il n'existe pas de traitement parfaitement efficace. Le pronostic est bon : la guérison spontanée est habituelle mais peut demander des semaines ou des mois (6 à 18 mois en l'absence de réinfestation).

Les antihelminthiques classiques : albendazole (Zentel) ou thiabendazole (Mintezol) pendant 7 à 10 jours ont une efficacité médiocre. L'ivermectine (Mectizan) ne semble pas beaucoup plus efficace.
Certains préconisent la diéthylcarbamazine avec une corticothérapie de couverture pour éviter les éventuelles réactions allergiques dues à la diffusion des larves. L'efficacité du traitement, contrôlée un mois après la fin de celui-ci, se traduit par la disparition des troubles cliniques.

La prévention

Chez l'homme, on respectera des mesures d'hygiène : lavage des mains, contrôle du comportement (pica), clôture et accès contrôlé des zones à risque (jardins, aires de jeux), prévenir la divagation des carnivores domestiques.
Chez les animaux, on veillera à vermifuger régulièrement les chiens et chats suivant un calendrier adapté (âge, contexte).

À retenir

La toxocarose est une nématose digestive des chiens et des chats. Les chiots sont souvent infestés dès leur naissance et représentent une source massive d'œufs dans l'environnement, d'où le rôle essentiel de la prévention : hygiène (essentiel chez les enfants), vermifugation des chiens et chats.

La tularémie

DÉFINITION : ZOONOSE BACTÉRIENNE

La tularémie est une zoonose bactérienne majeure potentiellement mortelle pour l'homme. Les rongeurs et les lagomorphes y sont particulièrement sensibles. Les carnivores domestiques sont également touchés ; le chat est à l'origine de quelques cas de contamination humaine.
Les arthropodes hématophages, à la fois réservoirs et vecteurs de la maladie, jouent un rôle important dans l'épidémiologie.
La tularémie est présente du Canada au Mexique, ainsi qu'en Europe, en Chine et au Japon. Aux États-Unis elle est fréquente dans les États du centre et du sud.
En France, des foyers se situent sur une ceinture allant des Ardennes, Alsace et Franche-Comté jusqu'en Poitou-Charentes et Auvergne. Le *Biovar tularensis* se rencontre en Amérique du Nord ; il infecte les tiques, il est très virulent pour l'homme et le lapin (mortalité supérieure à 5 %). Le *Biovar palaeartica* est présent en Amérique du Nord mais surtout en Europe et en Asie. Il infecte les moustiques et les rongeurs.
Au cours d'une année, les cas humains de tularémie se répartissent selon deux pics : le premier en été lorsque les arthropodes hématophages pullulent, le second en hiver (novembre, décembre) pendant la saison de chasse, suite à un contact avec un lapin ou un lièvre infecté.
Le lièvre peut être atteint (milieu extérieur souillé par les excrétions virulentes, piqûres de tiques vectrices).

LES ANIMAUX TRANSMETTEURS : RONGEURS

La bactérie a été retrouvée chez plus de 100 espèces de mammifères sauvages, 9 espèces d'animaux domestiques, 25 espèces d'oiseaux, chez plusieurs espèces de poissons, d'amphibiens et chez de nombreux invertébrés.
Les animaux sensibles (lapin sauvage, castor et rat musqué aux États-Unis, lièvre, campagnol et mulot en

LE PLUS DU SCIENTIFIQUE

L'agent pathogène : bacille.
Francisella tularensis est un coccobacille Gram négatif immobile et non sporulé de 0,2 µm de diamètre sur 0,2 µm à 0,7 µm de long. On distingue le *Biovar tularensis* (type A) et le *Biovar palaeartica* (type B). Le bacille ne prend pas la coloration de Gram mais peut être observé grâce à celle de Giemsa. Sa culture se fait en aérobiose stricte, en présence de sang et de radicaux sulfhydriques, à 37 °C et à pH compris entre 6 et 7,3. On obtient de très petites colonies en goutte de rosée. La présence d'une capsule permet au germe d'échapper à l'action du pouvoir bactéricide du sérum de l'animal infecté et à la phagocytose des polynucléaires dans lesquels il se multiplie.
F. tularensis résiste pendant plus de 6 mois à 0 °C dans des cadavres d'animaux infectés et dans le milieu extérieur. Au-dessus de 5 °C la survie n'est plus que de quelques jours. La bactérie est facilement détruite par la chaleur (30 minutes à 56 °C) et par les antiseptiques usuels.

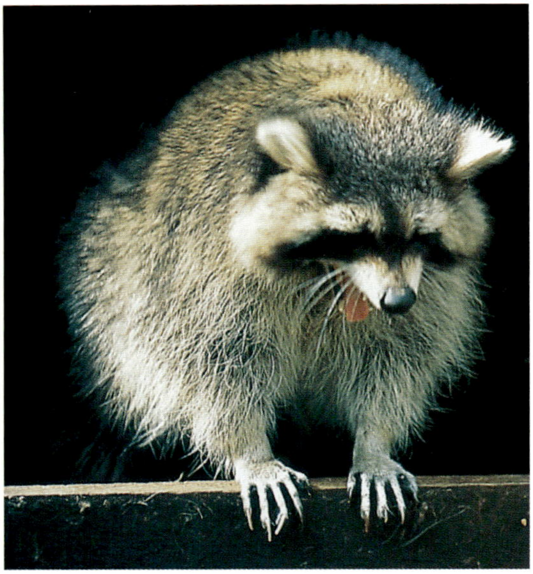

Le raton laveur, originaire d'Amérique du Nord
© Guy Fleury

Europe) sont à l'origine d'épizooties dévastatrices.
Les rongeurs et les lagomorphes constituent le principal réservoir.
L'homme est contaminé à partir du lièvre ; il est le révélateur de l'épizootie de tularémie chez le lièvre. *Francisella tularensis* traversant même la peau saine, la simple manipulation d'un lièvre malade ou de son cadavre suffit pour assurer la contamination.

LE MODE DE TRANSMISSION : CONTACT

La transmission a lieu lors de contact entre les muqueuses et de l'eau contaminée, suite à des piqûres de tiques ou d'arthropodes hématophages, ou lors d'ingestion de rongeurs et de lagomorphes infectés.
Les voies de pénétration sont très variées.

Pénétration percutanée

La transmission indirecte par les tiques est fréquente aux États-Unis ; les moustiques sont aussi des vecteurs potentiels. Lors de contamination directe, le germe pénètre à travers la peau, la moindre abrasion cutanée facilitant la transmission (notamment suite à une morsure). *F. tularensis* est présente dans la gueule et sous les griffes des chats qui ont chassé et ingéré des rongeurs ou des lagomorphes infectés. Ces animaux risquent donc de contaminer l'homme par une morsure ou griffure.

Pénétration par la muqueuse oculaire

De simples éclaboussures sur la conjonctive oculaire peuvent être responsables d'une infection.

Pénétration par la muqueuse respiratoire

L'inhalation d'aérosols produits lors de l'autopsie d'un cadavre entraîne une contamination.

Pénétration par la muqueuse oropharyngée

L'homme peut contracter la tularémie en ingérant de la viande contaminée insuffisamment cuite ou en absorbant de l'eau contaminée.

LES SYMPTÔMES CHEZ L'ANIMAL : FIÈVRE

Après inoculation, le germe se multiplie localement. Puis il dissémine par voie sanguine.
Les manifestations cliniques chez des chiens infectés naturellement sont rares.
Les chats sont plus sensibles à la maladie que les chiens. Fièvre, léthargie, dépression, déshydrata-

tion, lymphadénopathie (régionale ou généralisée), hépatosplénomégalie, ulcères de la cavité buccale et ictères constituent les principaux signes cliniques.

LES SYMPTÔMES CHEZ L'HOMME : FIÈVRE

Après une incubation de 3 à 5 jours en moyenne, la maladie débute toujours brutalement par une fièvre, des douleurs articulaires, céphalées et vomissements. La tularémie revêt ensuite différentes manifestations cliniques.

Manifestations ulcéroglandulaires

C'est l'expression clinique la plus fréquente de la maladie. Elle est caractérisée par une ulcération cutanée qui fait suite à une papule au point d'inoculation de la bactérie. Des adénopathies uniques ou multiples sont associées. Le ganglion peut suppurer, s'ulcérer et se nécroser. La durée totale de l'évolution est de 2 à 6 mois.

Forme ulcéroganglionnaire (80 %)

Le plus souvent brachiale après inoculation à la main. Adénopathie axillaire, unilatérale, douloureuse, sans lymphangite, associée parfois à une ulcération au point d'inoculation. L'évolution se fait soit vers la régression spontanée de l'adénopathie, soit, plus souvent, vers la suppuration et la fistulisation en plusieurs mois.

Manifestations pharyngoganglionnaires

Elles font suite à une inoculation pharyngée et se traduisent par une angine fébrile, érythémateuse, pultacée ou ulcéreuse.

Forme pharyngée ou angieuse (15 %) (ingestion de viande crue ou mal cuite), amygdalite souvent unilatérale avec ulcération et adénite sous-maxillaire et cervicale.

Manifestations oculoganglionnaires

Suite à une inoculation conjonctivale (contamination de la conjonctive par des doigts souillés), une conjonctivite purulente apparaît, avec adénite satellite.

Manifestations typhoïdes

Une gastro-entérite fébrile survient après l'ingestion d'aliments contaminés.

Forme fébrile isolée : maladie d'aspect grippal avec hyperthermie (40 °C), asthénie, anorexie ; complications pulmonaires fréquentes surtout aux États-Unis où les souches de *F. tularensis* sont plus pathogènes.

Apparition brutale des symptômes : céphalées, douleurs, hyperthermie, asthénie, sueurs nocturnes.

Formes méningées

Érythème noueux ; formes pulmonaires (au cours des moissons en Europe centrale).

Évolution

Toujours longue, la guérison est tardive et des douleurs musculaires et articulaires persistent longtemps. Mort rare (4 % des cas, surtout aux États-Unis, avec les souches du Nouveau Monde).

LE TRAITEMENT

La gentamicine est l'antibiotique de choix. En cas de résistance, on utilise des fluoroquinolones telles que l'enrofloxacine ; l'association tétracycline-chloramphénicol est efficace mais les résistances sont assez communes. *F. tularensis* produisant des bêta-lactamases, les pénicillines sont à éviter.

L'efficacité des antibiotiques suivants a été démontrée : céphalosporines (ceftazidime, céfotaxime, ceftriaxone), aminoglycosides, tétracyclines, chloramphénicol, érythromycine. rifampicine et fluoroquinolones (ciprofloxacine, norfloxacine, ofloxacine, témafloxacine).

En pratique, les aminoglycosides administrés par voie intramusculaire pendant 7 à 10 jours constituent le traitement de référence.

LA PRÉVENTION

Il faut lutter contre les ectoparasites. De plus, on évitera que les carnivores domestiques ne consomment des mammifères sauvages.

La tularémie est une maladie légalement réputée contagieuse chez toutes les espèces de rongeurs et de lagomorphes domestiques et sauvages. On portera donc des gants pour manipuler un cadavre de lièvre dans les laboratoires et on lissera les poils avec un désinfectant avant l'autopsie ; les chasseurs ne toucheront pas aux lièvres qui se laissent facilement capturer…

Les importations de rongeurs et lagomorphes morts ou vivants, ou de leur peau, sont soumises à une autorisation des directions des services vétérinaires.

En zone d'enzootie, seule l'eau traitée sera consommée, les viandes d'animaux sauvages seront suffisamment cuites. Il faut éviter tout contact avec des arthropodes piqueurs et utiliser des insecticides.

On préconise l'emploi de masques, de gants et de lunettes pour manipuler ou dépouiller des animaux susceptibles d'être infectés.

La toxoplasmose

DÉFINITION :
ZOONOSE PROTOZOAIRE

Il s'agit d'une zoonose pouvant évoluer dans toutes les espèces animales sous forme latente ou sous forme évolutive.
La maladie est due à *Toxoplasma gondii* : protozoaire parasite des mammifères (chat, chien, mouton...) et des oiseaux.
Le parasite se développe chez le chat, « réservoir de parasites », sous forme coccidienne dans le tube digestif et sous forme de kystes et pseudo-kystes dans les tissus de nombreux hôtes intermédiaires.
Le chat et les félidés sauvages sont source de parasites pour les animaux et l'homme lorsqu'ils éliminent des ookystes dans leurs excréments. *Toxoplasma gondii* peut être responsable d'une maladie grave occasionnant d'importantes maladies du fœtus pendant la gestation.
La fréquence et la gravité de l'infestation humaine en font une zoonose majeure.

Répartition géographique

Elle est cosmopolite.
En ce qui concerne la population humaine, le nombre de personnes positives est de 25 % dans les pays anglo-saxons, comprise entre 40 et 70 % en France et en Allemagne, et entre 20 et 50 % dans les pays méditerranéens.
Chez les chats, la séroprévalence peut atteindre 70 % (Allemagne, Pologne, Italie).
En moyenne, 1 % de chats excrètent des ookystes.

LE PLUS DU SCIENTIFIQUE

L'agent pathogène : *Toxoplasma gondii.*
Le parasite *Toxoplasma gondii* est un sporozoaire de l'ordre des *Coccidida*, de la famille des *Eimeriidæ*, et se présente sous trois formes principales.

**Les tachyzoïtes
(encore appelés trophozoïtes)**
Ce sont des cellules ayant l'aspect d'un croissant (4-8 × 2-4 µm), avec une extrémité plus effilée et un gros noyau central, visible après coloration au May Grünwald Giemsa. Leur multiplication intracellulaire par endodyogénie conduit à la formation de pseudokystes (cellule hôte renfermant jusqu'à 200 parasites) caractéristiques de la phase aiguë.

Les bradyzoïtes
De dimension légèrement plus petite que le tachyzoïte, avec un noyau plus postérieur, ils sont rassemblés par centaines dans des kystes (30-150 µm) présents dans les tissus musculaires, nerveux ou les abats, lors de la phase chronique.

Les ookystes
De forme globuleuse (12 × 13 µm), ils sont issus de la reproduction sexuée du parasite et éliminés dans les fèces de l'hôte définitif.

LES ANIMAUX TRANSMETTEURS : CHATS

Le réservoir est constitué par la population féline, dont l'infestation est entretenue par la consommation de proies (muridés, microtidés, oiseaux) atteintes de toxoplasmose latente.

On estime que 40 % des chats ont été en contact avec le parasite *T. gondii* (surtout les jeunes, de 4 à 6 mois), et que moins de 0,5 % des chats sont excréteurs d'ookystes (la durée d'excrétion moyenne est de 12 jours). Les ookystes émis par les félidés sont non infestants ; ils ont besoin de 2 à 4 jours de maturation (sporulation) et restent viables plusieurs mois (jusqu'à 18 mois selon la température, 13 mois à 0 °C). Ils sont très résistants à la désinfection (détruits par ammoniaque et formol à 0,3 %).

L'homme, tous les mammifères et les oiseaux constituent des hôtes intermédiaires potentiels ; les reptiles, amphibiens et poissons le deviennent s'ils sont maintenus à 37 °C. Les micromammifères infestés jouent un rôle important dans la contamination du chat. Le chien, comme tous les autres carnivores, est un hôte intermédiaire. Le chat et les félidés sauvages (ocelot, lynx, jaguar, tigre du Bengale) sont les seuls hôtes définitifs.

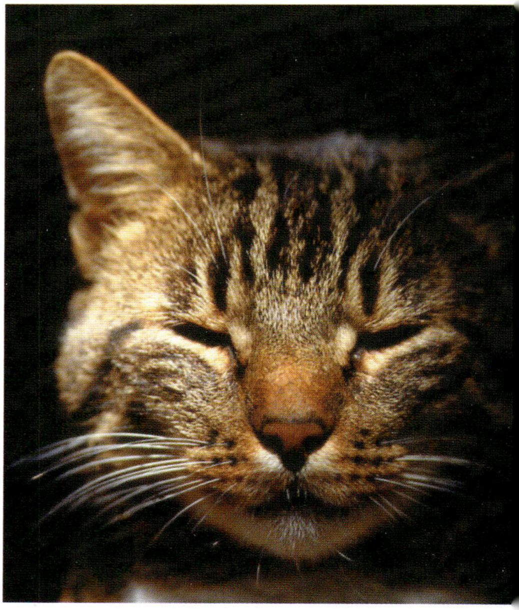

Le chat est le principal hôte du parasite de la toxoplasmose

LE MODE DE TRANSMISSION : INGESTION

Le chat s'infeste en mangeant des souris ou des oiseaux dans les tissus desquels le parasite forme des kystes pouvant contenir jusqu'à 3 000 toxoplasmes.

Au cours de la digestion, ils vont pénétrer dans les cellules de son intestin grêle et s'y multiplier. Dans ses selles le chat élimine 10 millions d'ookystes par jour pendant 2 semaines… Ces ookystes sont très résistants et mûrissent dans le milieu extérieur. Devenus infectants, s'ils sont ingérés par un chat, le cycle recommence. S'ils sont ingérés par un autre animal à sang chaud, ils se multiplient et se disséminent dans l'organisme pour y former des kystes. Les herbivores (moutons, porcs, bovins) qui broutent au ras du sol souillé par des crottes de chats sont les animaux les plus atteints. En France, 72 % des moutons, 28 % des porcs et 4 % des bovins sont infectés.

Seul le chat peut être responsable de la transmission de la maladie, puisque chez lui le parasite se reproduit dans l'intestin grêle, ce qui conduit à l'élimination dans les selles d'ookystes qui vont sporuler en milieu extérieur.

Une fois émis dans les matières fécales, les ookystes ne deviennent infestants qu'après leur sporulation. Chaque ookyste contient alors 2 sporocystes qui renferment chacun 4 sporozoïtes. La période prépatente (temps entre l'infestation et l'émission d'ookystes) est de 3 à 10 jours si le chat a été infesté par des kystes à bradyzoïtes, de plus de 13 jours suite à une infestation par des tachyzoïtes et de 21 à 40 jours lors d'infestation par des ookystes. L'ingestion de bradyzoïtes conduit à l'élimination d'ookystes plus souvent que les autres modes de contamination. L'excrétion des ookystes dure en moyenne 12 jours (3 à 20 jours) mais peut recommencer ultérieurement, lors d'une immunodépression de l'animal ou lors d'une réinfestation par une coccidie identique ou différente. L'infection du chat par le FIV ne semble pas avoir d'influence.
Quand l'ookyste est à l'origine de la contamination, la sporulation ayant lieu dans le milieu extérieur, seule une transmission indirecte est possible. Elle est d'ailleurs facilitée par l'importante résistance du parasite sous cette forme. En revanche, lorsque les tachyzoïtes sont impliqués, la transmission est directe.

Contamination par voie digestive

L'infestation se fait par ingestion de viande contaminée essentiellement, de légumes crus non lavés, et par contact avec des selles infectées (après maturation des ookystes).
La toxoplasmose peut être contractée lors d'ingestion d'aliments souillés par les fèces de félidés, ou de viande insuffisamment cuite renfermant des kystes à bradyzoïtes. Les viandes de porc et de mouton sont les plus incriminées. Le nouveau-né peut se contaminer lors de la tétée, étant donné que les tachyzoïtes sont parfois éliminés dans le lait de la mère.

Contamination par voie transplacentaire

Les tachyzoïtes contaminent le fœtus lors d'une primo-infestation pendant la gestation.

Contamination par autres voies

Plus exceptionnellement, la toxoplasmose se transmet aussi :
– par morsure, les tachyzoïtes pouvant être présents dans la salive. Le chien peut ainsi contaminer l'homme mais le risque est extrêmement faible ;
– par piqûre d'arthropode hématophage ou d'aiguille ayant été en contact avec du sang d'un individu contaminé ;
– par inhalation.

LES SYMPTÔMES CHEZ L'ANIMAL : SOUVENT INAPERÇUS

La toxoplasmose intestinale ou coccidiose toxoplasmique est bénigne et souvent asymptomatique.
La toxoplasmose acquise entraîne des manifestations respiratoires, digestives, nerveuses, musculaires et oculaires de gravité variable.
La toxoplasmose congénitale est responsable de troubles plus sévères (encéphalopathie, hépatite, pneumonie).

Les symptômes observés sont les suivants :
– troubles locomoteurs : ataxie et parfois paraplégie dans les formes aiguës ;
– troubles nerveux : encéphalomyélite, contractures localisées ou généralisées ;

– troubles oculaires : uvéite, choriorétinite, opacification cornéenne ;
– troubles digestifs : diarrhée rebelle à tout traitement ;
– troubles respiratoires : pneumonie, œdème du poumon ;
– troubles de la reproduction : avortement, mortinatalité ;
– troubles du comportement : agressivité ;
– troubles généraux : fièvre, anorexie, anémie, cachexie.

Les symptômes chez l'homme

La maladie chez la femme enceinte se manifeste parfois par de la fièvre, des céphalées, des maux de gorge et des douleurs musculaires. La prise de sang montre une hyperéosinophilie.
L'infection peut être plus grave ; en fait, souvent elle est bénigne et inapparente, ce qui explique toute la difficulté du diagnostic. Les risques théoriques pour l'embryon et le fœtus sont considérables : hydrocéphalie, retard mental, calcifications intracrâniennes, choriorétinite, ictère, atteinte parfois de presque tous les organes. Un avortement tardif, une mort fœtale *in utero* sont possibles.
Mais il peut arriver que chez l'enfant aussi la maladie soit inapparente. Le toxoplasme n'est dangereux chez la femme enceinte que lorsqu'il l'infecte pour la première fois et qu'elle n'a pas encore fabriqué d'anticorps.
Dans ce cas, le toxoplasme colonise le placenta.

Aspects de la maladie

Toxoplasmose acquise asymptomatique : chez le sujet sain immunocompétent.
Toxoplasmose acquise bénigne : syndrome ganglionnaire.
Toxoplasmose du sujet immunodéprimé : (sida ++) ; formes systémiques (pneumopathie, myocardite, encéphalite, insuffisance hépatique ou rénale).
Toxoplasmose congénitale : infestation transplacentaire. C'est la plus fréquente des fœtopathies infectieuses : selon les pays, on compte 0,6 à 8 cas pour 1 000 naissances (700 à 2 000 cas par an en France).

Quels risques pour le fœtus ?

On distingue deux risques :
– un risque de transmission du toxoplasme au fœtus. Un fœtus peut être parasité sans développer la maladie ;
– un risque de maladie-toxoplasmose chez le fœtus.

Ces deux risques dépendent de facteurs différents. La transmission parasitaire du placenta au fœtus est plus fréquente quand cet organe, plus développé, est parcouru d'un flux sanguin abondant. Cette transmission n'est pas immédiate : il y a toujours un délai au cours duquel le placenta est infecté et le fœtus encore indemne. La contamination du fœtus se produit parfois bien après celle de la mère, d'où les possibilités de sa prévention par le traitement médical et l'importance de la surveillance des sérologies.
L'infection fœtale n'est pas toujours grave. Sa sévérité dépend du nombre et de la virulence des parasites transmis et de l'immaturité immunitaire du fœtus. L'âge fœtal au moment de la transmission est donc fondamental. Plus le toxoplasme est transmis tard, moins les lésions sont graves.
Quand l'infection est antérieure à la conception (plus de 6 mois), il n'y a pas de risque de toxoplasmose congénitale. Quand l'infection

maternelle s'est produite dans les semaines qui ont précédé la conception ou avant la 100e semaine d'aménorrhée, le risque de contamination fœtale est très faible (environ 1 %), mais les lésions, lorsqu'elles existent, sont graves. Le risque de toxoplasmose congénitale est maximal quand l'infection maternelle se produit entre la 10e et la 16e semaine. Le risque, non pas de maladie mais de transmission du parasite est maximal pour les infections maternelles acquises après la 16e semaine, mais la maturation immunitaire du fœtus a progressé et les infections congénitales sont alors bénignes ou inapparentes. Les enfants doivent toutefois être traités car ces formes torpides d'infections peuvent se réactiver plusieurs années plus tard et laisser des séquelles.

Le suivi de la femme enceinte

Le sérodiagnostic de toxoplasmose fait partie des examens obligatoires avant le mariage et au début de la grossesse.

Si une femme enceinte est immunisée avant sa grossesse, le sérodiagnostic est positif et il n'y a aucun danger. Par contre, si la sérologie pratiquée au début de la grossesse est négative, il faut la contrôler toutes les 4 à 6 semaines. La femme doit prendre quelques précautions : éviter si possible les chats et les autres animaux domestiques qui peuvent aussi transmettre le parasite, être très prudente dans les soins donnés au chat domestique, bien se laver les mains ensuite et se soumettre tous les mois à un examen sérologique en vue de dépister une contamination. La litière du chat doit être nettoyée tous les jours (les ookystes ne sont infectants qu'après 3-4 jours). On évitera de manger de la viande crue ou peu cuite, surtout de mouton, et on lavera soigneusement fruits et légumes ayant été en contact avec le sol. Le plus souvent, la sérologie reste négative et il n'y a pas de problème. Si elle devient positive en cours de grossesse, la contamination de la mère est alors certaine. Le médecin juge du risque d'atteinte fœtale en fonction des critères vus plus haut. Si ce risque est faible, la femme est traitée par un antibiotique par cures de 10 jours par mois jusqu'à l'accouchement. Ce traitement sans danger diminue de 60 % les risques de transmission. Mais il ne suffit pas si le risque d'atteinte fœtale semble élevé ou si cette atteinte est prouvée par le diagnostic prénatal de la toxoplasmose congénitale. L'échographie peut alors montrer une ascite, une augmentation de volume du foie, une dilatation des ventricules cérébraux. Ces signes de fœtopathie sont malheureusement déjà tardifs. L'examen du liquide amniotique (ponction amniotique ou amniocentèse) et surtout du sang du cordon permet un diagnostic plus précoce. La méthode de ponction du cordon *in utero* à l'aiguille guidée par échographie est possible vers la 24e semaine. Le parasite peut alors être retrouvé dans ces prélèvements et prouver l'infection. Des signes biologiques d'infection du fœtus peuvent aussi être mis en évidence.

L'enfant plus grand

L'enfant peut être contaminé de deux façons : soit par l'intermédiaire des selles du chat parasité (en mangeant des crudités souillées, en portant ses doigts à la bouche après le nettoyage des plateaux à chat utilisés dans les appartements – surtout lorsque ces chats sont nourris de viande crue –, par suite de léchage, contact avec la litière souillée, etc.), soit par l'ingestion de kystes contenus dans la viande crue ou mal cuite (mouton en particulier). Les enfants jouant dans des bacs à sable fréquentés la nuit par les chats qui viennent y faire leurs besoins peuvent y souiller leurs mains.

La toxoplasmose reste souvent asymptomatique, c'est-à-dire que la plupart des individus ont été contaminés sans même le savoir. La « toxoplasmose-maladie » est relativement rare et le tableau clinique se résume chez l'enfant à un syndrome grippal : une fièvre modérée, un malaise général, quelques courbatures, des adénopathies, etc.

C'est par l'examen du sang (sérodiagnostic) qu'il est possible d'affirmer la présence de toxoplasmose et de préciser si elle est ancienne ou récente.

La toxoplasmose qui s'accompagne de symptômes (toxoplasmose-maladie) chez l'enfant est traitée par la spiramycine. Dans les cas fréquents asymptomatiques, il n'y a pas de traitement car le diagnostic n'est pas fait et la guérison spontanée est la règle.

Tableau clinique

La maladie, rarement apparente cliniquement, devient dangereuse chez un sujet immunodéprimé et lors de toxoplasmose congénitale. Au cours du premier trimestre de la grossesse, le risque de fœtopathie est grand. La plupart des cas ne sont pas mortels. La symptomatologie, très variable, va de la diminution de l'acuité visuelle à de graves atteintes du système nerveux central. L'évolution de la maladie est généralement longue, en raison de l'immaturité du système immunitaire du nouveau-né.

La toxoplasmose oculaire est fréquente chez le nouveau-né. Le symptôme le plus souvent rencontré est une choriorétinite ; strabisme, nystagmus et microphtalmie peuvent y être associés. La choriorétinite de l'adulte constitue généralement une séquelle tardive d'une forme congénitale.

La toxoplasmose acquise après la naissance est souvent bénigne et se traduit la plupart du temps par une lymphadénopathie apyrétique ou fébrile, intéressant un ou plusieurs ganglions lymphatiques. La guérison est spontanée en quelques semaines ou mois.

Le traitement

Une thérapeutique est indiquée : en prévention de l'infestation fœtale chez les mères contractant une primo-infestation pendant la gestation ; pour soigner les formes aiguës de la maladie.

(On peut aussi traiter le chat très précocement pour diminuer, voire arrêter, l'élimination d'ookystes.)

Les produits le plus fréquemment utilisés sont les suivants : spiramycine pendant la gestation, association pyriméthamine-sulfadiazine, une corticothérapie étant ajoutée en cas de formes oculaires.

Pour être efficace, le traitement doit être long (2 à 6 semaines) et précoce.

La prévention

Chez le chat

Aucun aliment carné cru ou insuffisamment cuit (préférer les boîtes).

Attention aux chats qui sortent (contamination par les proies : souris, oiseaux…).

Les fèces des chats seront récoltées quotidiennement afin que la sporulation ne puisse s'effectuer. Le bac à litière doit être ébouillanté régulièrement.

Chez l'être humain

Les mesures suivantes concernent les sujets immunodéprimés et les femmes présentant une sérologie toxoplasmique négative pendant leur grossesse :
– cuire suffisamment la viande ou la congeler préalablement ;
– nettoyer soigneusement les légumes ou les fruits mangés crus ;
– se laver les mains après tout contact avec un chat ou avec sa litière, avec de la viande crue ou avec le sol (de la maison comme du jardin). Le port de gants pourra être envisagé ;
– s'assurer de la santé du chat de la maison ; l'animal fera l'objet d'une coproscopie et de 2 sérologies à 2 ou 3 semaines d'intervalle. S'il est infesté, il sera éloigné du foyer. Dans le cas contraire, les mesures précédemment citées seront respectées ;
– désinfection à l'eau bouillante pendant 5 minutes des objets souillés.

Attention à la résistance des kystes : ils survivent 2 mois dans un tissu réfrigéré à 4 °C, quelques jours dans un tissu congelé aux températures usuelles (de 3 heures à 11 jours à – 20 °C).
La cuisson les détruit en 3 minutes à 67 °C ; en 30 minutes à 50 °C.

À RETENIR

Il y a danger pour les femmes enceintes.
Pour savoir si le chat est susceptible de contaminer son entourage, il convient d'effectuer chez celui-ci d'une part une recherche d'anticorps (2 examens sérologiques à 15 jours d'intervalle), et d'autre part une recherche d'ookystes dans les selles, deux fois à 8 jours d'intervalle.

La fièvre hémorragique

Définition : zoonose virale

La fièvre hémorragique avec syndrome rénal (FHSR) est une maladie due à des virus (essentiellement le virus *Puumala* en France) dont les hôtes naturels sont les rongeurs. Celle observée en France chez l'homme, également appelée néphropathie épidémique, est plus souvent bénigne mais peut, dans certains cas, entraîner des problèmes sérieux et conduire à l'hospitalisation des personnes atteintes.

Le premier cas français a été observé en novembre 1982. Depuis, d'autres cas ont été mis en évidence. Tous résultent d'une contamination par les rongeurs sauvages qui semblent être fréquemment porteurs du virus et peuvent contaminer l'homme. Ce virus est présent essentiellement dans le quart nord-est de la France où il peut être à l'origine d'épidémies localisées, liées à l'augmentation brutale de la population de rongeurs qui sont les hôtes naturels de ce virus.

L'agent pathogène : virus de Hantaan

Réservoir : rongeurs sauvages.
Source : selles, urines, salives.
Résistance : importante en zone humide.

Les animaux transmetteurs : rongeurs

Les espèces réservoirs sont les rongeurs sauvages : campagnols, mulots, rats, souris.

Le mode de transmission : inhalation

Les rongeurs, qui sont les hôtes naturels de ce virus, l'excrètent en grande quantité de virus dans leurs urines, leurs selles ou leur salive. L'homme se contamine en inhalant le virus présent dans les sécrétions des rongeurs. L'hôte naturel du virus *Puumala*, responsable de la plupart

Hamster

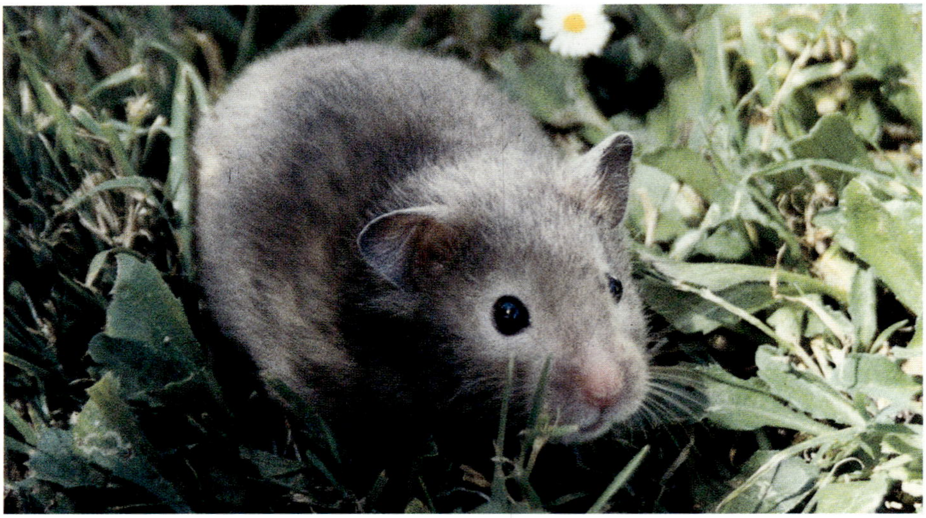

des fièvres à l'origine du syndrome rénal en France, est le campagnol roussâtre, qui vit dans les forêts.
Les symptômes chez l'animal sont inapparents ; l'infection passe inaperçue.

LES SYMPTÔMES CHEZ L'HOMME : « GRIPPE »

Apparition d'un syndrome grippal : hyperthermie, malaise général, douleurs musculaires, céphalées, douleurs abdominales et lombaires avec congestion caractéristique du visage. Syndrome hémorragique réduit par rapport à la forme asiatique, pétéchie, purpura, ecchymoses, hémorragies conjonctivales, épistaxis, thrombopénie modérée. Installation d'une protéinurie massive à partir du 3e jour puis d'une insuffisance rénale ; ensuite régression de la protéinurie et amendement de l'insuffisance rénale.

LE TRAITEMENT

Devant tout signe clinique tel que fièvre ou frissons, accompagné ou non de céphalée, éventuellement de troubles de la vision survenant dans les deux mois après la manipulation de bois ou le nettoyage d'une maison inhabitée située à proximité d'une forêt, ou après avoir eu un contact avec des rongeurs (ou avoir constaté les traces de nombreux rongeurs), il est important de consulter un médecin en lui signalant cette présence des rongeurs, susceptible de représenter un facteur de risque de fièvre hémorragique.

LA PRÉVENTION

Si l'on réside à proximité d'une forêt ou si l'on travaille ou a des activités en forêt :
– éviter le contact avec les excrétions de rongeurs ;
– mettre un pansement sur toute blessure avant de manipuler du bois ;
– mette des gants de caoutchouc ou de latex pour manipuler des rongeurs morts.

Afin d'éviter l'inhalation de virus, il est recommandé :
– en forêt, de mettre un masque ;
– d'éviter de rentrer dans des locaux fermés en forêt ;
– d'aérer et d'asperger d'eau (ou, mieux, de désinfectant ou d'eau de Javel) les locaux susceptibles d'avoir abrité des rongeurs (de préférence, utiliser un balai).

La dératisation régulière permet d'éviter la contamination. Diverses techniques de dératisation peuvent être utilisées :
– nourriture empoisonnée pour campagnols présentée dispersée le long des murs et renouvelée tant qu'elle est consommée ;
– pièges (tapettes classiques) appâtés avec un morceau de carotte.
Quelle que soit la méthode employée, il est important de manipuler les cadavres avec des gants. Le mieux est ensuite de les brûler.
Quelques mesures simples permettent également d'éviter que les campagnols n'entrent dans les locaux :
– placer la nourriture dans des endroits inaccessibles aux rongeurs ;
– boucher les ouvertures ;
– éliminer les abris utilisables par les rongeurs.

La chlamydiose

DÉFINITION : ZOONOSE BACTÉRIENNE

Cette maladie se nomme également :
– psittacose : il s'agit d'une maladie commune à l'homme et aux psittacidés liée à l'agent porté par les psittacidés ;
– ornithose : il s'agit de la même maladie, commune à l'homme et aux non-psittacidés, liée à l'agent porté par les oiseaux n'appartenant pas à la famille des psittacidés.

Elle est due à la bactérie *Chlamydia psittaci*. Il s'agit d'un micro-organisme intracellulaire, proche des bacilles Gram négatif, parasite obligatoire des cellules, non mobile, faisant 0,2 à 1,5 µm de diamètre.

Cette bactérie peut persister pendant des mois dans les sécrétions nasales et les selles des oiseaux.

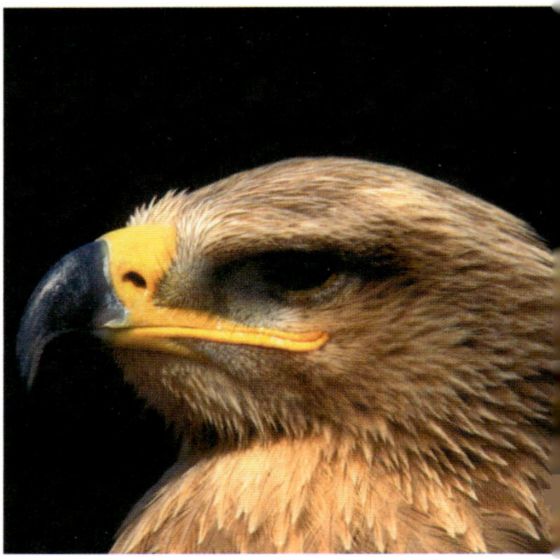

Le milan noir

LES ANIMAUX TRANSMETTEURS : OISEAUX

Au moins 159 espèces aviaires y sont sensibles, dont 57 espèces de psittacidés parmi lesquelles on peut citer les perroquets et les perruches, les passériformes (canari, pinson, gould et padda cardinal...), les colombidés (tourterelle, pigeon), les gallinacés (poule, faisan, dindon et pintade), les palmipèdes (canard et oie), les oiseaux sauvages (mouette, pétrel, autruche...). Les jeunes oiseaux sont les plus touchés (morbidité et mortalité plus élevées par rapport aux adultes).

Les mammifères dont l'homme, les bovins et les ovins, les chats, les chiens et les rongeurs sont aussi des espèces sensibles à l'infection chlamydienne.

En zone urbaine, le pigeon est le principal réservoir.

À noter : le vent peut assurer la dissémination des chlamydies au même titre que les oiseaux sauvages (migration, contacts interespèces importants) en diffusant des poussières de plumes ou des fientes.

La transmission de la chlamydiose ovine et caprine à l'homme est décrite mais reste rare.

La transmission interhumaine est très rare.

LE MODE DE TRANSMISSION : INHALATION, CONTACT

La contamination peut être :
– directe, suite à des coups de bec, des manipulations (exemple : soins à un oiseau malade ou nettoyage de la cage) ;
– indirecte, suite à l'inhalation d'air contaminé ou à l'ingestion d'ali-

ments souillés par des fientes d'oiseaux.
Les matières virulentes sont représentées surtout par les fientes, les sécrétions nasales ou oculaires, le sang, les plumes.
Le germe pénètre essentiellement par voies respiratoire et conjonctivale.

LES SYMPTÔMES CHEZ L'ANIMAL

Oiseaux : perte de poids et d'appétit, plumes ébouriffées.
Moutons et chèvres : avortement, infection des yeux, arthrite (agneaux).
Les animaux infectés ne sont pas toujours malades, mais ils peuvent quand même transmettre le virus.

L'incubation est de quelques jours à plusieurs semaines ; la maladie se présente sous quatre formes :
– une forme inapparente ;
– une forme suraiguë : elle atteint surtout les jeunes oiseaux et les petites espèces exotiques (perruches ondulées). Elle est caractérisée par une mort subite sans signes préalables. Les oiseaux atteints ne sont pas responsables de l'expansion de la maladie ;
– une forme aiguë, qui apparaît souvent après un stress (surpopulation, maladies intercurrentes, manque d'hygiène, carence alimentaire…). Elle se caractérise par des signes généraux : abattement, asthénie, hyperthermie importante, conjonctivite, blépharite, amaigrissement ; des troubles respiratoires : détresse respiratoire, éternuement et jetage nasal séromuqueux ; des troubles digestifs : entérite avec une diarrhée grise associée ou non à du sang ; des troubles nerveux : paralysie, convulsions précédant parfois la mort qui survient dans les 15 jours sans traitement ;
– une forme subaiguë à chronique : soit on ne note aucun signe, soit une conjonctivite et des troubles respiratoires sont constatés. Une diminution de l'activité de ponte et un amaigrissement ont été décrits. La morbidité est là aussi importante mais la mortalité reste faible et ne concerne que les jeunes.

LES SYMPTÔMES CHEZ L'HOMME : FIÈVRE

L'incubation varie de une à deux semaines après lesquelles peuvent apparaître : fièvre, maux de tête, frissons, douleurs musculaires, toux et écoulement nasal. Cependant la maladie reste souvent asymptomatique.
Elle revêt une forme plus grave chez les personnes de plus de 50 ans.
Un syndrome pseudo-grippal est observé : syndrome fébrile associé à des céphalées, des douleurs musculaires et de l'anorexie. Une pneumonie atypique peut apparaître avec une toux sèche. L'évolution s'échelonne sur 2 à 10 jours. Des complications neurologiques (méningite lymphocytaire, encéphalite) sont possibles.

LE TRAITEMENT

Une antibiothérapie à base de tétracyclines doit être réalisée pendant au moins 15 jours pour éviter les risques de rechute. Dans les formes sévères, une oxygénothérapie peut être d'un grand secours.
Les tétracyclines ne sont actives que sur les chlamydies en phase de multiplication, c'est pourquoi le traite-

ment doit être long et poursuivi pendant au moins 45 jours. On fera un test de dépistage 10 à 15 jours plus tard.
Les Quinolones ont une action bactéricide, ce qui permet de les utiliser sur une plus courte durée.

LA PRÉVENTION

Chez les oiseaux

La chlamydiose est une maladie à déclaration obligatoire pour laquelle il n'existe qu'une prophylaxie sanitaire. Il faut :
– éviter tout stress (surpopulation, changement des conditions de vie, mauvaise hygiène, transport long et dans de mauvaises conditions…) ;
– éviter le contact entre des oiseaux venant d'horizons différents ou avec des oiseaux sauvages ;
– prendre des mesures à l'importation (quarantaine, traitement préventif de 45 jours sur les animaux suspects, tatouage des oiseaux pour éviter le trafic…) ;
– faire des contrôles et des dépistages sérologiques ;
– diminuer le nombre des pigeons en ville en essayant par exemple de limiter leur ponte.
– désinfecter les locaux, cages et ustensiles en utilisant des vapeurs de formol, du chlorure de benzalkonium, de l'alcool iodé, de l'alcool à 70 °C, de l'eau oxygénée ou bien encore une stérilisation en chaleur sèche ;
– traiter les élevages atteints, éliminer les malades.

Chez l'homme

Les règles générales d'hygiène doivent être respectées. De même, il est conseillé d'utiliser des masques et des gants pour nettoyer les cages et pour manipuler les oiseaux morts. Une attention particulière sera portée aux personnes présentant une pathologie pulmonaire chronique, l'ornithose pouvant être reconnue comme une maladie professionnelle (éleveurs, personnels travaillant dans les abattoirs et les ateliers de transformation des volailles).

La brucellose ou fièvre de Malte

Définition : zoonose bactérienne

Le chien est infecté par *Brucella canis* mais, comme le chat et de nombreux autres carnivores, il peut aussi héberger *B. melitensis*, *abortus* et *suis*. Il joue alors un rôle important dans l'épidémiologie de la brucellose du bétail. Souvent asymptomatiques, les brucelloses du chien se traduisent par des troubles de la reproduction : avortement des femelles, stérilité des mâles… Au contact des carnivores, l'homme est contaminé par les différentes *Brucella*. *B. melitensis* est responsable des formes les plus graves de la maladie dont le pronostic peut être sombre. *B. abortus* et *B. canis* entraînent des formes beaucoup plus bénignes.
La brucellose canine à *Brucella canis* a été identifiée dans le monde entier : en Amérique du Nord (Canada, États-Unis), centrale (Mexique) et du Sud (Argentine, Brésil, Chili, Pérou), en Asie (Chine, Japon, Philippines), en Afrique (Tunisie, Madagascar, Nigeria) et en Europe (Allemagne, Espagne, Italie, Royaume-Uni, République tchèque). Elle provoque des avortements épizootiques dans les chenils. Cinq cent mille cas de brucellose humaine sont recensés chaque année par l'OMS. La plupart sont dus à *B. melitensis*. Trente-cinq cas de contamination humaine par *Brucella canis* ont été décrits dans la littérature, mais l'infection est certainement très sous-diagnostiquée.

Les animaux transmetteurs : ruminants, carnivores

L'homme, tous les ruminants, équidés et camélidés domestiques ou sauvages, le chien, le chat ainsi que des carnivores sauvages (loup, renard, coyote, chacal, hyène, lycaon) sont réceptifs à *B. abortus* et *B. melitensis*. *B. canis* infecte le chien, certains carnivores sauvages (le loup, le renard, le coyote et le lynx) et les primates (le singe et l'homme). Chez l'homme, cette brucellose est moins grave que celles causées par les autres espèces.
Toutes les espèces animales peuvent être responsables de la contamination humaine. Les rongeurs et les

Le plus du scientifique

L'agent pathogène : *Brucella*.
Le genre Brucella regroupe 6 espèces : *abortus*, *melitensis*, *suis*, *canis*, *neotomae* et *ovis*. Seules les 4 premières infectent le chien.
Ce sont des bactéries aérobies de petite taille (0,6 à 1,5 µm de long sur 0,4 µm d'épaisseur) qui se présentent sous forme de coccobacilles Gram négatif, immobiles, non capsulés et non sporulés, mis en évidence par la coloration de Stamp.
Après mise en culture, *B. abortus*, *B. melitensis* et *B. suis* apparaissent sous la forme de colonies lisses (ou S) tandis que *B. canis* et *B. ovis* donnent des colonies rugueuses (ou R).
Les *Brucella* résistent dans le milieu extérieur : jusqu'à 35 jours dans une pâture ombragée. Elles sont sensibles à la chaleur (la pasteurisation les détruit dans le lait) et aux désinfectants usuels (composés iodés, ammoniums quaternaires).

lagomorphes familiers sont rarement atteints et aucun cas de transmission à l'homme par eux n'est évoqué. En France, l'infection de l'homme se produit le plus souvent à partir des animaux de rente.

LE MODE DE TRANSMISSION : CUTANÉ, DIGESTIF

Les matières virulentes sont essentiellement constituées par tous les produits de l'avortement. Lors de brucellose à *B. abortus* et *B. melitensis*, le lait des ruminants est une source de matières virulentes pour le chien comme pour l'homme. En revanche, lors de brucellose à *B. canis*, la bactérie est présente en très petite quantité dans le lait des mères. Ce dernier n'est donc que faiblement impliqué dans la contamination des chiots. Chez le chien, comme chez l'homme, le germe pénètre par les voies cutanéo-muqueuses : tégument, muqueuses respiratoire, oculaire, oropharyngée, génitale et surtout digestive. Les chiens se contaminent de manière directe (contact direct, saillie) ou indirecte (flairage et/ou ingestion de produits contaminés). Avec *B. canis*, il y a contamination *in utero* ; avec *B. abortus*, la transmission verticale a également été observée. Les chiens de ferme sont infectés par *B. abortus* et *B. melitensis*, essentiellement lors de l'ingestion de placenta provenant de ruminants brucelliques.
Pour la brucellose à *B. abortus* et *B. melitensis*, le chien, porteur asymptomatique qui contamine le bétail, constitue un réservoir. Il fait même figure de vecteur mécanique en disséminant des fragments de placenta ou d'avortons contaminés. Le chat pourrait également être incriminé. Certains rongeurs sauvages sont aussi des réservoirs de l'agent pathogène. Les avortons, le placenta sont les plus importantes sources de bactéries. La chienne dissémine ainsi des *Brucella* jusqu'à 6 semaines après l'avortement. Le liquide séminal et l'urine des mâles jouent un rôle plus limité dans la transmission. Le germe y est pourtant présent en grande quantité pendant plusieurs semaines voire mois.

LES SYMPTÔMES CHEZ L'ANIMAL : AVORTEMENT

Les symptômes sont identiques quelle que soit la *Brucella* impliquée. Les formes inapparentes sont les plus fréquentes.
Chez la femelle gravide, l'avortement survient à n'importe quel moment de la gestation, mais préférentiellement entre le 45e et le 60e jour. Dans certains cas, les chiots sont morts-nés ou meurent rapidement. La plupart du temps, les femelles ayant avorté présentent par la suite des mises bas normales.
Chez le mâle, on observe une baisse des performances sexuelles associées à l'évolution d'orchites, d'épididymites, de phénomènes de dégénérescence et d'atrophies testiculaires uniques ou bilatérales, de dermites scrotales et de prostatites. À terme, l'animal devient stérile.

LES SYMPTÔMES CHEZ L'HOMME : FIÈVRE, ARTHRITE

Dans le cas de brucellose à B. melitensis *et* B. abortus

On observe une fièvre intermittente, des sueurs abondantes dégageant une odeur forte (odeur de paille pourrie),

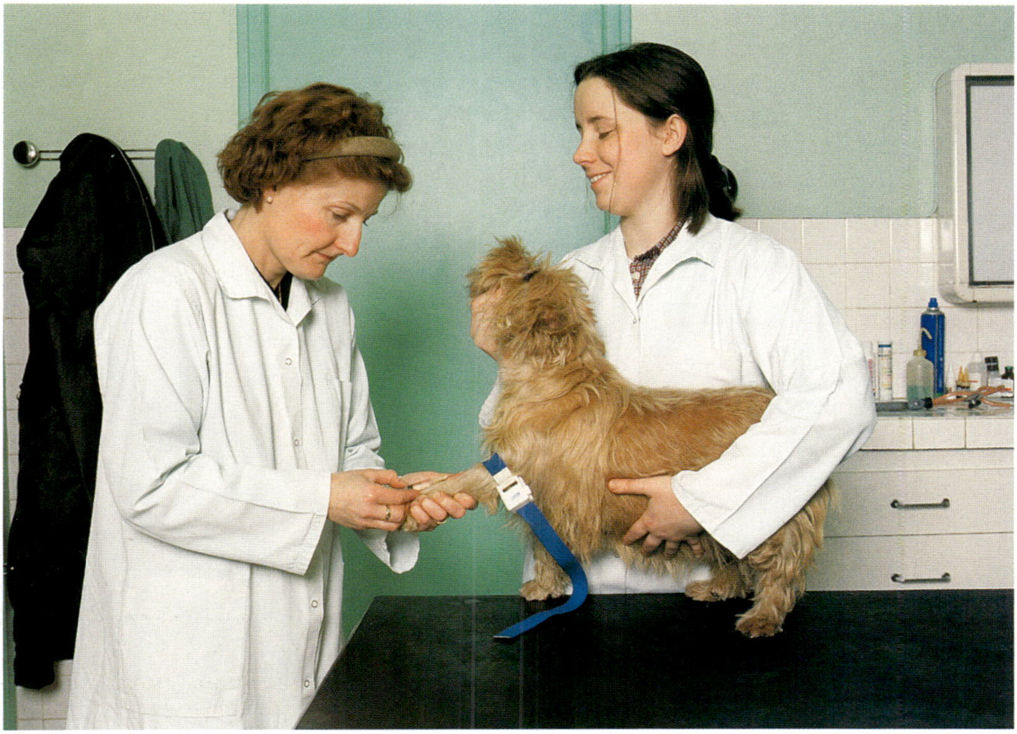

Le dépistage sérologique est la première chose à faire en cas de suspicion de brucellose
© Hermeline/Cogis

des douleurs (myalgie, arthralgie, douleurs osseuses). Puis la maladie entre dans une phase subaiguë, la fièvre peut persister et les symptômes dépendent de l'organe colonisé :
– orchi-épididymite unilatérale avec œdème du scrotum qui évolue vers la guérison sans séquelle en une dizaine de jours ;
– polyarthrite, périarthrite, hydarthrose, spondylite ou sacro-iléite lors de localisation articulaire ;
– troubles digestifs, hépatite, atteintes pulmonaires, méningite, endocardite, néphrite, eczéma.
La brucellose peut ensuite évoluer vers une forme chronique en cas de persistance de gîtes microbiens, notamment après un échec thérapeutique ; on note alors une asthénie marquée avec des douleurs articulaires.

Dans le cas de formes mineures

Elles sont fréquentes lors d'infection par *B. abortus*. Un état pseudo-grippal s'installe de manière transitoire.

***Brucellose à* B. canis**

De nombreux cas ont été asymptomatiques. Fièvre, fatigue, lymphadénomégalie et perte de poids représentent les signes cliniques les plus fréquents. De rares complications ont été constatées comme des endocardites, des méningites, des arthrites, des hépatites et des abcès viscéraux.

LE TRAITEMENT

Compte tenu de la localisation de la bactérie, l'efficacité des antibioti-

ques est limitée. Il faut choisir une molécule à pénétration intracellulaire.
L'administration pendant 2 semaines d'une association de tétracycline et de streptomycine, suivie d'un traitement à la tétracycline seule pendant les 2 semaines suivantes, permet une guérison bactériologique qui n'est cependant pas systématique.

La prévention

Chez l'animal, la prophylaxie médicale n'existe pas. La prévention de la brucellose à *B. canis* repose sur les mesures sanitaires classiques : contrôle sérologique régulier, particulièrement avant la saillie, des animaux présents dans le chenil, élimination des positifs, isolement des femelles à la mise bas, désinfection régulière des locaux d'élevage, dépistage systématique (2 sérologies à 30 jours d'intervalle) et quarantaine lors d'introduction de nouveaux animaux.
La prévention de l'infection du chien par *B. abortus* et *B. melitensis* reposant essentiellement sur la prévention de la brucellose des ruminants, il faut empêcher les chiens d'avoir accès aux produits d'avortement.
Un contrôle sérologique de tous les carnivores présents dans les exploitations contaminées doit être effectué.
Tout diagnostic de brucellose canine doit faire l'objet d'une information au DDSV (Décret du 24 septembre 1965 art. 1, § 2).

Chez l'homme : il n'existe pas en France de réglementation concernant les brucelloses canines. Il n'est pas interdit de traiter les animaux séropositifs, mais étant donné les risques pour la santé humaine, l'euthanasie, ou au moins la castration, doit être conseillée.
Des gants seront utilisés pour manipuler les animaux suspects et les produits de l'avortement.

Les arboviroses

DÉFINITION : ZOONOSE VIRALE

Le terme d'arbovirose provient de l'abréviation d'ARthropode BOrna VIRUS. Un arbovirus est un virus transmis de vertébré à vertébré par un arthropode hématophage (moustiques, phlébotomes, tiques...) qui en est le vecteur biologique. Après le repas sanguin, la multiplication virale s'effectue à l'intérieur de l'arthropode (glandes salivaires, ganglions nerveux, parois intestinales), puis celui-ci, par piqûre, retransmet le virus.

LES ANIMAUX TRANSMETTEURS : ARTHROPODES

Les espèces pouvant héberger des arbovirus sont très nombreuses : les

Après une balade en forêt, il faut vérifier que le chien n'est pas porteur de tiques
© Photo de l'auteur

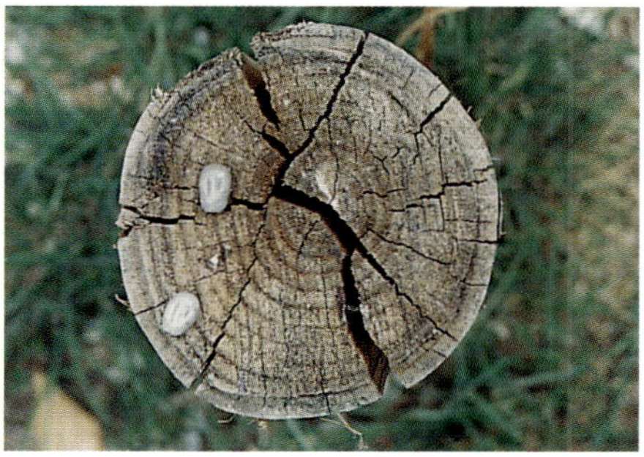

Le moustique est un vecteur biologique de la maladie

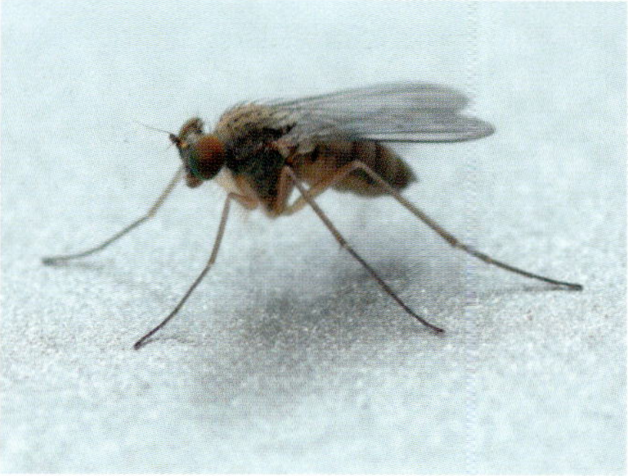

LE PLUS DU SCIENTIFIQUE

L'agent pathogène : virus.
Ce sont des virus, de petite taille (le plus souvent entre 25 et 100 nm), enveloppés donc peu résistants dans le milieu extérieur en dehors de toute structure cellulaire. Hormis quelques exceptions, tous les arbovirus connus appartiennent à 5 familles de virus :
– les *Togaviridæ* : ce sont des virus sphériques à ARN monocaténaire, enveloppés, à capside icosaédrique, d'un diamètre de 50 à 70 nm. Parmi les 3 genres que comprend cette famille, seul le genre *Alphavirus* est composé d'arbovirus (28 virus de l'ancien groupe A) ;
– les *Flaviridæ* : ce sont là aussi des virions sphériques à ARN monocaténaire, enveloppés, à capside icosaédrique, d'un diamètre de 40 à 50 nm. Seul le genre *Flavivirus* présente en son sein des arbovirus (68 virus de l'ancien groupe B) ;
– les *Bunyaviridæ* : ce sont des virions sphériques à ARN monocaténaire d'un diamètre de 90 à 100 uni. On trouve 4 genres comprenant des arbovirus : les *Bunyavirus* (138 virus), les *Phlebovirus* (38 virus), les *Nairovirus* (24 virus) et les *Ukuvirus* (6 virus) ;
– les *Reoviridæ* : ce sont des virions sphériques, non enveloppés, à capside icosaédrique, à ARN bicaténaire d'un diamètre de 60 à 80 nm. Deux genres comportent des arbovirus : *Orbivirus* (68 virus) et *Coltivirus* (1 virus) ;
– les *Rhabdoviridæ* : ce sont des virus en forme de balle de fusil, à ARN monocaténaire. Les genres *Lyssavirus* (16 virus) et *Vesiculovirus* (18 virus) comprennent des arbovirus.

mammifères dont les chevaux, les oiseaux, les reptiles et bien sûr les arthropodes.
Les oiseaux sont surtout des espèces réservoirs d'arbovirus qui assurent la pérennité de l'infection par l'intermédiaire de leurs déplacements et de leurs migrations.

LE MODE DE TRANSMISSION : PIQÛRES

L'arthropode pique l'animal et, lors de la succion du sang, « injecte » le virus dans le sang de l'animal piqué.

LES SYMPTÔMES CHEZ L'ANIMAL : SOUVENT INAPPARENTS

Cela rend difficile la lutte contre le cycle du parasite, l'infestation de l'animal n'étant décelée que suite à la transmission et non avant.

LES SYMPTÔMES CHEZ L'HOMME : FIÈVRE, GRIPPE

L'incubation dure en moyenne de 1 à 10 jours suite à la piqûre infectante qui passe souvent inaperçue. Elle est suivie d'une phase virémique, souvent fébrile, pseudo-grippale. On distingue 3 grands tableaux cliniques.

Les syndromes Dengue-Like

Ce sont des syndromes aigus, algiques, fébriles (39-40 °C). Les douleurs sont en général intenses : céphalées, myalgies, arthralgies, lombalgies, photophobie accompagnées ou non d'une bradycardie ainsi que d'un rash cutané inconstant.
Des troubles digestifs peuvent aussi être présents (diarrhées, nausées, vomissements). L'asthénie est de mise.
L'évolution est spontanément favorable sans séquelles et, en une dizaine de jours, les signes cliniques régressent hormis les douleurs et l'asthénie. Des rechutes sont possibles. L'immunité est spécifique et durable.

Les syndromes encéphalitiques

L'atteinte du système nerveux central prédomine ; elle est à l'origine de méningite, d'encéphalite ou de myélite plus ou moins sévères. Un syndrome fébrile et des vomissements sont souvent présents. En phase d'état, on peut observer des troubles moteurs (paralysie, convulsions), des troubles végétatifs (troubles des rythmes respiratoire et cardiaque), des troubles de la conscience (excitation), des troubles psychiques (anxiété, fous rires).
L'évolution peut, après une dizaine de jours, se faire soit vers une guérison spontanée totale ou avec des séquelles neurologiques parfois dramatiques, soit vers un coma neurologique fatal. L'immunité est spécifique et durable.

Les syndromes hémorragiques

La phase d'état est ici caractérisée par la survenue d'hémorragies pouvant être bénignes et compliquées d'un syndrome Dengue-Like (épistaxis, gingivorragies) ou sévères, multiples et massives (hémoptysie, melæna, métrorragies…) s'accompagnant souvent d'un choc hypovolémique.
L'évolution se fait soit vers la mort (enfant), soit vers une guérison totale sans séquelles.
L'immunité est spécifique et durable.

LE TRAITEMENT

Symptomatique : repos, antipyrétiques, antalgiques.

LA PRÉVENTION

La lutte, sanitaire ou médicale, contre les arboviroses est rendue très délicate en raison des cycles épidémiologiques complexes de ces virus, du réservoir sauvage souvent vaste et mal connu et des vecteurs nombreux. On peut néamoins essayer de limiter la pullulation des arthropodes par des mesures chimiques et biologiques, et protéger la population humaine réceptive par des mesures biologiques (vaccination contre l'encéphalite japonaise par exemple) ou mécaniques (moustiquaires, vêtements adéquats, répulsifs…)

La coxiellose ou fièvre Q

DÉFINITION : ZOONOSE BACTÉRIENNE

La fièvre Q (aussi nommée coxiellose, pneumorickettsiose, grippe des Balkans ou encore fièvre des abattoirs) a été découverte dans les années 1930 en Australie.
Les réservoirs animaux sont multiples : ils sont représentés essentiellement par les tiques, les ruminants et les rongeurs mais l'agent infectieux *Coxiella burnettii* a été mis en évidence chez de nombreux mammifères et oiseaux. Les ruminants et probablement les rongeurs ou lagomorphes infectés constituent des sources de contamination directe ou indirecte pour les carnivores domestiques. La maladie reste fréquemment asymptomatique chez les chiens et les chats tandis que chez l'homme elle se manifeste de manière aiguë sous la forme d'un syndrome pseudo-grippal.

L'AGENT PATHOGÈNE : *COXIELLA BURNETTII*

La fièvre Q est due à une rickettsie, *Coxiella burnetti*, seul représentant du genre *Coxiella*.
Il s'agit d'un court bacille, polymorphe, intracellulaire, Gram négatif pouvant exister sous forme d'une spore, ce qui expliquerait sa grande résistance dans le milieu extérieur : elle peut survivre jusqu'à 500 jours dans un environnement sec.
Elle se trouve dans le sang des mammifères, les déjections des tiques, les excréments des mammifères et peut parcourir de longues distances sur des poussières ou des objets.

LES ANIMAUX TRANSMETTEURS : ANIMAUX DE RENTE

Animaux domestiques : surtout les moutons, les chèvres, les bovins et les chats.
Animaux sauvages : surtout les rongeurs (campagnols, souris, rats, mulots, musaraignes) et lagomorphes sauvages ainsi que les hérissons, la chauve-souris, plusieurs espèces de gibier, des amphibiens et peut-être des reptiles.
Les tiques jouent un rôle de réservoirs amplificateurs : elles se contaminent par ingestion de sang, puis le germe se multiplie dans la muqueuse et la lumière digestive ainsi que dans

LE PLUS DU SCIENTIFIQUE

Le genre *Coxiella* ne présente qu'une seule espèce. Ce germe (0,2 à 0,4 µm × 0,4 à 1 µm) vit à pH 4,8 dans le phagolysosome des macrophages des hôtes qu'il infecte. Sa structure est voisine des bactéries Gram négatif, mais il prend bien la coloration par la fuschine basique selon la méthode Gimenez. Il apparaît sous une forme coccobacillaire rouge dans les vacuoles des cellules infectées.
La bactérie présente une forme sporulée qui peut résister longtemps dans le milieu extérieur (jusqu'à 6 mois). Elle fait preuve d'une grande thermostabilité (1 heure à 60 °C, 30 minutes à 70 °C) et d'une grande résistance à plusieurs antiseptiques : formol 5 %, phénol, hypochlorite 0,5 %, ammoniums quaternaires ; mais elle est détruite en 30 minutes par l'éther, le chloroforme à 5 % et l'éthanol à 70 °C.

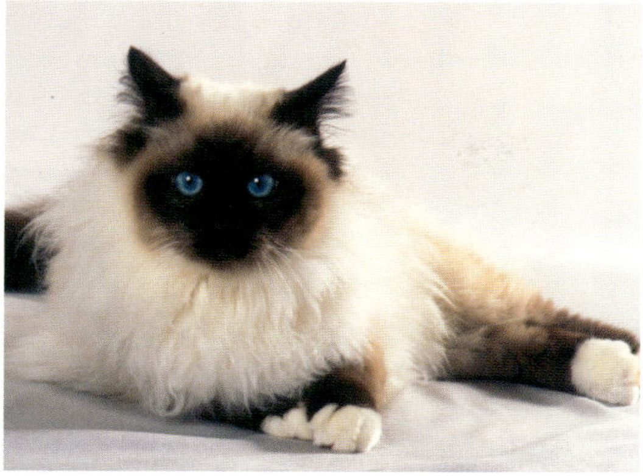

Sacré de Birmanie

les glandes salivaires. Des études sérologiques ont révélé l'infection chez de nombreux oiseaux dont les pigeons, les moineaux, les hirondelles. Ils peuvent se contaminer :

– par voie cutanée par l'intermédiaire d'une piqûre de tique ou par dépôt de déjections virulentes sur une peau lésée ;

– par voie digestive : ce serait le cas par exemple des oiseaux charognards ou carnivores pouvant s'infecter par ingestion de proies contaminées (rongeurs…) ;

– par voie respiratoire, c'est-à-dire par inhalation de particules de poussières infectées.

LE MODE DE TRANSMISSION : INHALATION, CONTACT

La transmission peut être indirecte, faisant intervenir un vecteur arthropode qui transmet le germe par piqûre (rare) ou le plus souvent par dépôt de déjections sur une peau lésée. Elle peut faire intervenir également un vecteur inanimé, qu'il s'agisse de poussières virulentes ou de produits animaux (respiration de poussières contaminées, contact direct avec des animaux infectés ou leurs excrétions, ou de personne à personne, consommation de lait cru contaminé).

Salive, tissus et déjections constituent les principales matières virulentes chez les arthropodes.

Chez les oiseaux, on retrouve comme matières virulentes le sang, les fientes, les expectorations ainsi que les œufs. Le germe est retrouvé dans la rate et les reins où il peut persister 5 mois. *Coxiella burnettii* peut résister 42 jours dans les fientes. Dans le milieu extérieur, on retrouve les matières virulentes dans le sol souillé, les poussières.

Les animaux sont plus souvent infectés par voie digestive ou respiratoire plutôt que par piqûre de tique. Les carnivores se contaminent en flairant ou en ingérant lait, urine, placenta ou viande provenant de ruminants infectés.

On suppose que les chats s'infectent en chassant des rongeurs ou des lagomorphes contaminés.

Ils peuvent même certainement se contaminer entre eux. Par ailleurs, l'infection se produit souvent de manière indirecte, au contact de l'environnement, puisque le germe résiste longtemps dans le milieu extérieur.

LES SYMPTÔMES CHEZ L'ANIMAL : INAPPARENTS

Aucun chez les rongeurs ni chez les oiseaux.

Le diagnostic clinique se révèle impossible.

Pour le diagnostic expérimental, les prélèvements suivants peuvent être utilisés : expectorations, déjections, sang, broyats d'organes (rate, rein).

On peut faire une recherche bactériologique par inoculation à des ron-

geurs de laboratoire (isolement du germe sur frottis de rate par exemple), par culture sur œuf embryonné.
Chez les carnivores domestiques, la fièvre Q est le plus souvent asymptomatique. Fièvre, léthargie et anorexie ont été observées chez le chat. Des avortements ont également été constatés. La mortinatalité est fréquente dans les portées des carnivores infectés.

LES SYMPTÔMES CHEZ L'HOMME : PSEUDO-GRIPPE

La maladie se présente sous 3 formes :
– une forme inapparente, la plus fréquente ;
– une forme aiguë : la durée moyenne d'incubation est de 3 semaines. La phase de début se caractérise par un syndrome fébrile pseudo-grippal (hyperthermie, frissons, céphalées, myalgies...) durant moins de 15 jours en général. L'atteinte pulmonaire, inconstante, est à l'origine d'une toux sèche accompagnée de douleurs thoraciques. Des images de pneumopathie atypique sont alors mises en évidence par la radiographie thoracique.
L'atteinte hépatique, beaucoup plus fréquente, est responsable de vomissements, nausées et parfois de diarrhée. Plus rarement, on peut noter une splénomégalie, des signes rénaux (protéinurie), des signes cardiovasculaires (péricardites et myocardites aiguës), une atteinte méningée. Ces formes sont de bon pronostic ;
– une forme chronique : les endocardites, survenant 3 à 20 ans après une fièvre Q aiguë, touchent le plus souvent des hommes adultes ayant présenté initialement une valvulopathie ou ayant été en contact avec le bétail. Des hépatopathies chroniques, des ostéomyélites ont été rapportées.
Le pronostic, plus défavorable, est fonction de la gravité des lésions cardiaques.

LE TRAITEMENT

Antibiotiques administrés pendant 15 jours minimum (doxycyline, phénolides, macrolides).
En phase aiguë, l'antibiotique de choix est la doxycycline pendant 3 semaines.
En phase chronique, on pourra associer la doxycycline à de la rifampicine pendant au moins 2 ans.

LA PRÉVENTION

Chez l'homme, elle repose sur :
– des règles d'hygiène à respecter ;
– le port de gants et d'un masque ;
– la désinfection régulière du lieu de travail.
Un diagnostic sérologique sera réalisé sur tout le personnel si la maladie s'est déclarée chez une personne. Il existe des vaccins pour l'homme et l'animal, mais actuellement, les vaccins utilisés dans les zones à risque entraînent des réactions locales importantes.
Les personnes qui risquent de développer une forme chronique (femmes enceintes, personnes souffrant de valvulopathie, d'anévrisme ou d'immunodépression) doivent éviter tout contact avec les animaux infectés. Pendant la mise bas et durant les jours suivants, des gants et des masques doivent être utilisés lors de la manipulation des carnivores suspects et de leur portée.

Chez les animaux, la prophylaxie est essentiellement sanitaire : destruction des tiques et nettoyage des cages.

Les grippes (grippes aviaires, peste aviaire)

DÉFINITION : ZOONOSE VIRALE

La peste aviaire figure dans la liste des maladies réputées légalement contagieuses (MRLC).
Les oiseaux représentent un énorme réservoir : ils hébergent des souches pathogènes pour l'homme.

L'AGENT PATHOGÈNE : VIRUS *INFLUENZA* TYPE A

Les virus grippaux aviaires sont des virus *Influenza* de même type A que ceux des grippes humaine, équine et porcine.
Ces virus se présentent sous forme de particules enveloppées de 80 à 120 nm de diamètre, hérissées de spicules. Ils ont une nucléocapside à symétrie hélicoïdale composée d'un ARN monocaténaire lié à une ou plusieurs protéines.

Poule de Plymouth

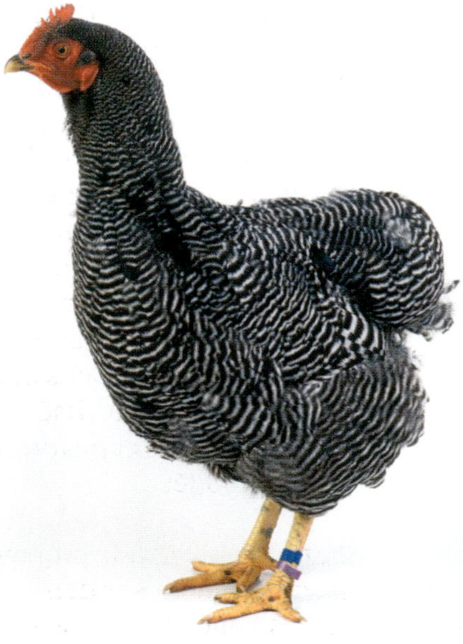

LES ANIMAUX TRANSMETTEURS : OISEAUX, PORCS

Les oiseaux, surtout les espèces sauvages, constituent avec le porc le principal réservoir des virus grippaux. Mais toutes les espèces sensibles sont susceptibles de jouer le rôle de réservoir.
Les espèces domestiques les plus sensibles sont la poule, la dinde, plus rarement le faisan, la caille ou la pintade. Le canard domestique est très résistant à la maladie.
Certains des virus isolés chez les oiseaux sont capables d'infecter d'autres espèces sensibles comme le porc, les équidés et l'homme.
Sont aussi sensibles aux virus grippaux d'autres mammifères comme les mustélidés (furet, vison), les ruminants, les carnivores domestiques, les pinnipèdes, les cétacés, les primates non humains.
Les jeunes sont plus sensibles et tout stress peut entraîner la sortie de la maladie.

LE MODE DE TRANSMISSION : VOIES RESPIRATOIRE ET DIGESTIVE

Tous les organes et tissus des sujets transmetteurs sont virulents, de même que les œufs.
Le virus est excrété dans les sécrétions respiratoires et dans les matières fécales, surtout pour les oiseaux, ce qui explique la contamination de l'eau.
Le virus grippal pénètre essentiellement par voies respiratoire et digestive.
La transmission est surtout directe par contact homme-animal.

La transmission indirecte, liée à la contamination du sol, des aliments, de l'eau, du matériel et des locaux, favorise la propagation de la maladie à l'homme et à d'autres espèces animales.

Les symptômes chez l'animal : baisse de l'état général

Les signes cliniques apparaissent après une incubation de 1 à 2 jours pouvant se prolonger jusqu'à une semaine.
On distingue 3 formes :
– des formes suraiguës et aiguës (peste aviaire) : elles sont caractérisées par une atteinte importante de l'état général, une mort subite possible chez les jeunes, une cyanose de la crête et des barbillons, un œdème de la tête et du cou, une sinusite, une diarrhée verdâtre, parfois des troubles respiratoires et nerveux. Les oiseaux meurent en 1 à 2 jours dans 90 % des cas ;
– des formes subaiguës : elles sont caractérisées par une atteinte de l'état général, des troubles respiratoires (coryza, aérosacculite), une chute de la ponte et une morbidité élevée. La mortalité peut atteindre 50 à 70 % ;
– des formes frustes : les signes cliniques sont absents, on peut observer parfois de légers troubles respiratoires associés à une diminution de l'activité de ponte.

Les symptômes chez l'homme : fièvre

Après une incubation courte, parfois inférieure à 24 heures, l'homme présente un syndrome fébrile (hyperthermie, frissons). Céphalées, rougeur de la face, sueurs abondantes, myalgies, anorexie et asthénie sont les symptômes les plus fréquents.
Les personnes âgées, les jeunes enfants (chez lesquels on peut observer des signes digestifs : diarrhée, vomissements), les femmes enceintes ou les personnes atteintes de certaines maladies métaboliques (diabète) sont plus sensibles.

Le traitement

Il est avant tout symptomatique : repos, analgésiques, antipyrétiques, antibiothérapie.

La prévention

La prévention chez l'homme repose principalement sur l'utilisation des vaccins. Le décret du 21 août 1948 a inclus la peste aviaire sous toutes ses formes dans la liste des maladies réputées contagieuses pour toutes les espèces d'oiseaux. Lors de suspicion ou de constatation de peste, le foyer est soumis à déclaration puis un diagnostic de certitude doit être effectué. Une fois le diagnostic confirmé, le préfet prend un arrêté préfectoral portant déclaration d'infection (APPDI).

La mélioïdose (pseudo-morve)

DÉFINITION : ZOONOSE BACTÉRIENNE

Elle a été décrite pour la première fois en France en 1975 (épidémie à la ménagerie du Jardin des plantes à Paris). Depuis, d'autres foyers ont été établis.

L'AGENT PATHOGÈNE : BACILLE

Il s'agit de *Pseudomonas pseudomalleï*, dit bacille de Whitmore. Les types I et II existent en France. Cet agent pathogène peut résister plusieurs mois dans le milieu extérieur. Très peu sensible aux antiseptiques, il est cependant détruit par l'eau de Javel.

LES ANIMAUX TRANSMETTEURS : TOUS

Rats, cobayes, lapins, carnivores, chevaux, ruminants, porcins, etc.

LE MODE DE TRANSMISSION : CUTANÉ

Le milieu extérieur souillé par les déjections des animaux porteurs constitue la source de l'agent pathogène.

La transmission se fait par voie cutanéo-muqueuse, soit de manière indirecte : par piqûres ou déjections d'arthropodes hématophages, lors de souillures d'une plaie par de l'eau ou de la terre contaminée ; soit de manière directe : lors de manipulations et de caresses (la contamination interhumaine est rare). La voie digestive semble exceptionnelle.

Nid à mélioïdose

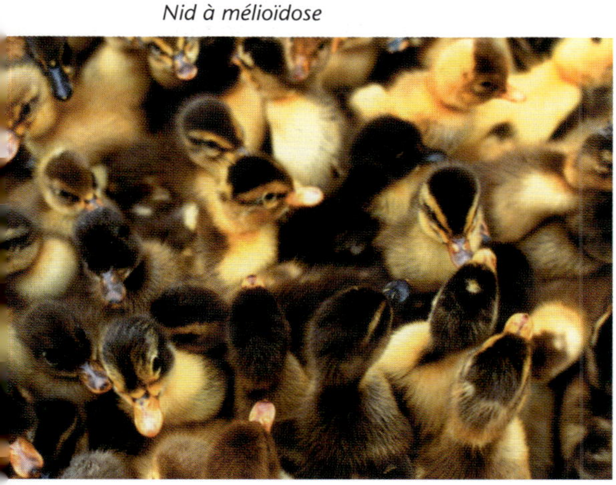

LES SYMPTÔMES CHEZ L'ANIMAL

Polymorphes.

LES SYMPTÔMES CHEZ L'HOMME : FIÈVRE

Incubation de durée très variable :
- forme aiguë : hyperthermie, tuphos, souvent céphalées, dyspnées, myalgies, arthralgies ;
- forme subaiguë : pneumopathie, lymphadénite, parotidite, pyonéphrose ;
- formes chroniques localisées au foie, aux poumons et surtout au tissu osseux ;
- forme latente ou inapparente.

LE TRAITEMENT

Antibiothérapie.

LA PRÉVENTION

Elle réside en des mesures sanitaire et d'hygiène : lutte contre les arthropodes, port de gants, nettoyage des lieux (attention à l'eau souillée), etc.

La pneumocystose

Définition : zoonose parasitaire

On l'appelle aussi pneumonie interstitielle à plasmocytes de Ammich.

L'agent pathogène : parasite

Pneumocystis carinii, protozoaire pour la plupart des auteurs.

Les animaux transmetteurs

Cobaye, lapin, souris, rat, chien, chat, mouton, etc.

Le mode de transmission : respiratoire

Expectorations et selles contenant des kystes constituent la source de l'agent pathogène. Celui-ci se transmet par voie respiratoire, selon un mode indirect (par l'intermédiaire de poussières inhalées ou ingérées d'insectes) ou direct (d'un être malade à un être sain).
La contamination interhumaine existe ; en particulier, il peut y avoir infection congénitale.

Les symptômes chez l'animal

Les symptômes sont respiratoires, mais le plus souvent on constate une évolution asymptomatique.

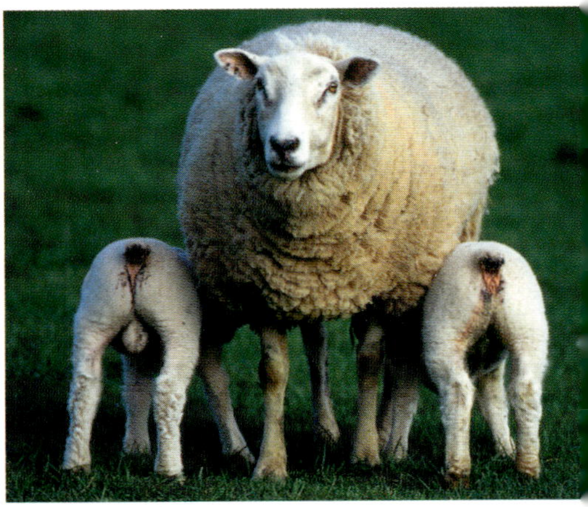

Un vecteur de pneumocystose

Les symptômes chez l'homme

On observe une pneumonie atypique, apyrétique, fréquemment accompagnée de diarrhée, dyspnée, cyanose, parfois toux.

Le traitement

Glucantine pendant 12 à 15 jours. Bactrim ou Fansidar semblent donner de meilleurs résultats.

La prévention

Sur le plan sanitaire : respect de l'hygiène personnelle et vis-à-vis des animaux.
Sur le plan médical : Bactrim ou Fansidar

La peste

DÉFINITION : ZOONOSE BACTÉRIENNE

La peste est une zoonose bactérienne que l'homme contracte essentiellement au contact des rongeurs et de leurs puces. Les carnivores, qui s'infectent en ingérant des rongeurs ou en étant parasités par les puces de ces derniers, constituent une source de contamination non négligeable pour l'homme en cas de morsure, griffure ou simple contact.
La guérison spontanée est possible, mais en l'absence de traitement l'évolution est le plus souvent fatale.

L'AGENT PATHOGÈNE : *YERSINIA PESTIS*

La peste est provoquée par un bacille (1,5 × 0,4 µm) aéro-anaérobie facultatif, Gram négatif, immobile, à coloration bipolaire : *Yersinia pestis*.
Yersinia pestis, sensible à la chaleur et à la dessiccation, ne résiste que 2 à 3 heures dans le milieu extérieur, dans les cadavres, le pus ou les crachats. En revanche, le bacille survit jusqu'à 11 mois à l'intérieur des terriers de rongeurs infectés, jusqu'à 18 mois dans les déjections de puces et 11 jours dans le cadavre des insectes hématophages.

LES ANIMAUX TRANSMETTEURS : RONGEURS ET PUCES

Les carnivores domestiques ou sauvages sont également touchés par la peste. Parce qu'il est au contact de rongeurs sauvages lorsqu'il chasse et parce qu'il est très sensible à la maladie, le chat est une source de contamination importante pour l'homme. Les canidés sont moins sensibles que les félidés. Les puces sont des vecteurs de la maladie. Elles se contaminent en piquant des sujets infectés, puis le bacille se multiplie dans leur tube digestif. *Ctenocephalides felis*, la puce la plus fréquente des carnivores domestiques, est incapable de transmettre la maladie.
Les rongeurs et leurs puces ont un rôle essentiel comme réservoir de la peste.

LE MODE DE TRANSMISSION : VOIE ORALE, CUTANÉE, PIQÛRE

Les chats se contaminent en étant piqués par des puces ou en consommant des rongeurs infectés.
Le pus qui provient des nœuds lym-

Les rongeurs et leurs puces ont un rôle essentiel comme réservoir de la peste

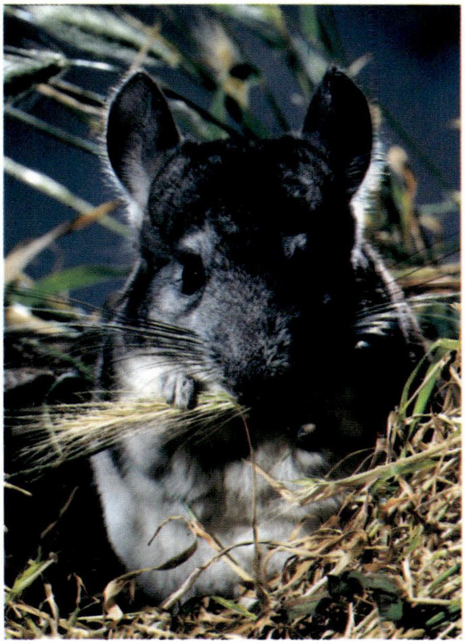

phatiques abcédés, la salive, les particules respiratoires lors de la forme pulmonaire et le sang en cas de bactériémie sont des sources de germes. Le bacille est également présent dans les déjections de puces.
Le germe pénètre par les voies cutanée, oculo-nasale, respiratoire, orale et digestive.
La transmission a lieu lors de morsure ou griffure et lors d'inhalation de particules contaminées ou de simple contact avec la matière virulente.

LES SYMPTÔMES CHEZ L'ANIMAL : FIÈVRE, GANGLIONS

Chez le chat

La période d'incubation va de 1 à 2 jours.
La forme bubonique est la plus souvent décrite. On observe une lymphadénopathie avec une hyperthermie. Les nœuds lymphatiques affectés ou bubons sont hémorragiques, nécrotiques et entourés d'œdème. Suite à l'ingestion de rongeurs contaminés, ils sont fréquents au niveau de la tête et du cou. Si l'animal survit assez longtemps, des abcès contenant un pus épais et crémeux fistulent à la surface de la peau.

Chez le chien

La maladie est probablement souvent asymptomatique et non diagnostiquée. Elle ne se traduit parfois que par un bref état fébrile.

LES SYMPTÔMES CHEZ L'HOMME : FIÈVRE ET GANGLIONS

La période d'incubation est habituellement de 2 à 6 jours mais peut se réduire à 24 heures.
La forme bubonique est caractérisée par un syndrome fébrile (40 °C), une adénite suppurée et douloureuse dans le territoire lymphatique correspondant à la porte d'entrée du germe. En l'absence de traitement, la peste évolue vers une septicémie, souvent mortelle entre le 5e et 8e jour de la maladie. La guérison sponta-

LUTTER CONTRE LES PUCES

Les stades d'évolution
- Adulte : la puce adulte ne reste sur le chien que 10 % de son temps, pour prendre son repas de sang.
- Œufs : la femelle pond ensuite des milliers d'œufs dans l'environnement.
- Larves : les œufs évoluent en larves après une incubation de 2 à 12 jours.
- Cocons : les larves passent par un stade très dur à détruire : le cocon. Ils sont quasi protégés de tout.

Œufs, larves et cocons évoluent dans le milieu extérieur.

L'environnement
L'importance de la lutte à l'extérieur apparaît évidente après étude du cycle. La puce passe l'essentiel de sa journée dans la moquette, les boiseries, les literies. Elle se présente alors à tous les stades de son évolution : adulte, œuf, larve, cocon. Le produit « environnement » souvent appelé « habitat » doit donc agir sur toutes les phases du cycle.

Le traitement
– insecticide : tue les insectes ;
– adulticide : tue les adultes ;
– ovicide : tue les œufs ;
– larvicide : tue les larves.

Il faut traiter à la fois l'animal et l'environnement, car la puce passe plus de temps à l'extérieur que sur l'animal.

née (10 à 40 % des cas) est très lente et survient après une longue période de suppuration du bubon.
La peste pulmonaire peut être primitive suite à l'inhalation de bacilles. Les signes cliniques et radiologiques sont ceux d'une pneumonie avec des expectorations fluides et striées de sang très riches en bacilles. Sans traitement, l'évolution est fatale en 2 à 3 jours. L'antibiothérapie est efficace si elle est précoce.

LE TRAITEMENT

Chez l'animal

Lorsque la maladie est en début d'évolution, le traitement est possible. Mais lorsque la maladie a évolué vers une forme pulmonaire, l'animal doit être euthanasié.
Les tétracyclines administrées par voie orale toutes les 8 heures pendant 10 jours donnent de bons résultats. Le chloramphénicol, la gentamicine et l'association trimethoprime-sulfamethoxazole ont également été utilisés avec succès chez le chat. L'ampicilline semble peu efficace. La streptomycine est réservée à l'homme.
La réponse à l'antibiothérapie est généralement bonne. Si le traitement est précoce, il y a seulement 10 % d'échec.

Chez l'homme

La streptomycine est l'antibiotique de choix. Elle est administrée pendant 10 jours en injections intramusculaires. Le chloramphénicol est également recommandé en injections intraveineuses pendant 10 jours. Le pronostic est essentiellement fonction de la précocité du traitement.

LA PRÉVENTION

Chez l'animal, il faut éviter que les carnivores domestiques chassent des rongeurs ou soient infestés de puces. Chez l'homme, gants, blouse et masque doivent être portés par les vétérinaires et le personnel qui manipulent un animal suspect.
Seules les personnes fortement exposées au risque de contamination devraient être vaccinées car les effets secondaires sont fréquents : maux de tête, hyperthermie, lymphadénopathie, choc anaphylactique. Une antibiothérapie prophylactique devrait être administrée aux personnes qui ont été en contact avec des animaux infectés.
Lorsque la peste est diagnostiquée chez un animal, il doit immédiatement être isolé.
Les locaux et le matériel avec lesquels il a été en contact doivent être désinfectés avec des composés iodés ou phénoliques.
La litière des animaux sera incinérée. Les blouses et autres vêtements contaminés seront passés à l'autoclave ou incinérés.

La rickettsiose (fièvre pourprée – fièvre boutonneuse)

Définition : zoonose bactérienne

La fièvre pourprée des montagnes Rocheuses est surtout présente aux États-Unis, mais également dans l'ouest du Canada, au Mexique et en Amérique du Sud. La répartition géographique de la fièvre boutonneuse méditerranéenne comprend des zones de haute endémie (pourtour méditerranéen, Afrique subsaharienne, Inde, pourtour de la mer Noire, Géorgie) associées à quelques cas sporadiques dans divers pays européens (Suisse, Belgique, Allemagne). En France, une cinquantaine de cas sont diagnostiqués chaque année. Dans le sud de la France, d'après une étude, 80 % des chiens se sont révélés sérologiquement positifs pour *R. conorii.*

Bouledogue français

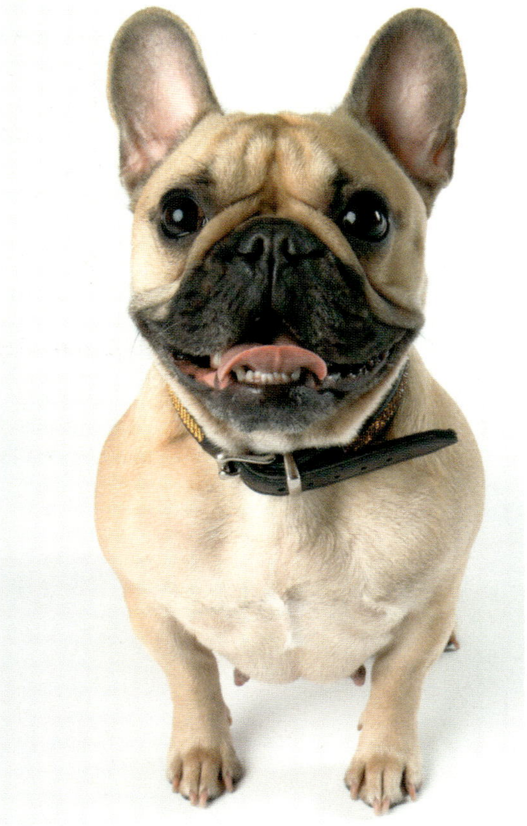

L'agent pathogène : rickettsies

Les rickettsies sont des bactéries Gram négatif, intracellulaires strictes. Le genre *Rickettsia* est subdivisé en deux groupes : le groupe typhus et le groupe boutonneux pourpré. *Rickettsia ricketsii* est responsable de la fièvre pourprée des montagnes Rocheuses, et *Rickettsia conorii* de la fièvre boutonneuse méditerranéenne.

Les animaux transmetteurs : tiques, rongeurs

En tant que réservoir, les tiques ont un rôle important. *Dermacentor andersoni*, *D. variabilis*, *Amblyoma cajennense* et *Rhipicephalus sanguineus* constituent les principaux vecteurs de la fièvre pourprée des montagnes Rocheuses.
Quant à la fièvre boutonneuse méditerranéenne, elle a comme vecteur principal *Rhipicephalus sanguineus.*
Le chien, chez qui la rickettsémie est brève, transmet rarement la bactérie aux tiques.
Les rongeurs (écureuils, campagnols) constituent le principal réservoir.

Le mode de transmission : piqûre de tique

La tique transmet la bactérie lors de son repas de sang.

LES SYMPTÔMES CHEZ L'ANIMAL : GÉNÉRAUX

Fièvre pourprée des montagnes Rocheuses

Chez le chien, la période d'incubation s'étend sur 2 à 14 jours. Symptômes : hyperthermie, anorexie, vomissements, diarrhée, jetage mucopurulent et toux.

Fièvre boutonneuse méditerranéenne

Les sujets infectés ne développent pas souvent de manifestations cliniques. Lorsque ces dernières apparaissent, elles sont comparables à celles évoquées pour la fièvre pourprée des montagnes Rocheuses.

LES SYMPTÔMES CHEZ L'HOMME : FIÈVRE

Fièvre pourprée des montagnes Rocheuses

La période d'incubation s'étend de 2 à 14 jours avec une moyenne de 7 jours. Des manifestations cliniques n'apparaissent pas toujours. Fièvre et céphalées sont les signes les plus constants. Des macules ou des pétéchies apparaissent d'abord sur les chevilles et les poignets puis sur le tronc, la paume des mains et la plante des pieds. Nausées et vomissements accompagnent parfois cette symptomatologie. Les complications sont nombreuses : encéphalite, œdème pulmonaire, arythmie cardiaque.

Fièvre boutonneuse méditerranéenne

Après une incubation de 6 jours, fièvre, céphalées et myalgies apparaissent. Au niveau de l'épiderme, on observe sur n'importe quelle partie du corps une tache noire très caractéristique. Témoin de la piqûre de la tique, elle est indolore. Un halo inflammatoire l'entoure et une adénite de drainage peut être associée. Environ 2 % des cas nécessitent une hospitalisation.

LE TRAITEMENT

La doxycycline est la molécule de choix. Le chloramphénicol peut être utilisé chez les femelles gestantes ou les jeunes sujets. Une amélioration est décelable 24 à 48 heures après le début du traitement.

LA PRÉVENTION

Elle se résume à la lutte contre les tiques.

La leptospirose

DÉFINITION : ZOONOSE BACTÉRIENNE

C'est à la fois une zoonose « de loisir » contractée lors d'activités de baignade ou de pêche et une maladie professionnelle touchant les vétérinaires, les éleveurs et le personnel des abattoirs.
La leptospirose a une répartition mondiale. Elle est plus fréquente dans les régions tropicales et subtropicales où elle apparaît toute l'année. Dans les régions tempérées, elle sévit pendant les saisons chaudes et pluvieuses.

L'AGENT PATHOGÈNE : BACTÉRIE LEPTOSPIRE

La leptospirose est due à une bactérie Gram négatif anaérobie stricte appartenant au genre *Leptospira*. Les leptospires sont allongés (diamètre inférieur à 0,22 µm, longueur de 6 à 25 µm) et spiralés.
Ceux qui sont pathogènes sont regroupés dans l'espèce *interrogans*, l'espèce *biflexa* ne comportant que des bactéries saprophytes.
L'espèce pathogène est divisée en près de 200 sérovars rassemblés selon certaines homologies antigéniques en 23 sérogroupes dont 6 sont épidémiologiquement importants en France : *Icterohaemorrhagiæ*, *Canicola*, *Autumnalis*, *Australis*, *Grippotyphosa*, *Pyogenes*.
Les leptospires sont détruits par la chaleur, la lumière, l'eau salée et les antiseptiques usuels. Ils résistent plusieurs années en milieu extérieur, en zone ombragée et humide à pH neutre ou légèrement alcalin.

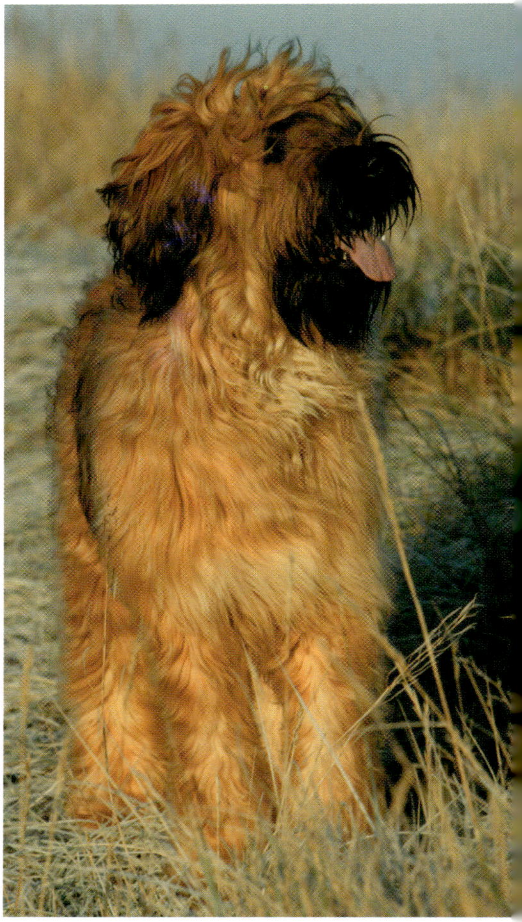

Briard

LES ANIMAUX TRANSMETTEURS : MAMMIFÈRES, RONGEURS

Les leptospires ont été isolés chez les reptiles, les amphibiens, les poissons, les oiseaux, les invertébrés et chez environ 160 espèces de mammifères.
Le chat est bien moins sensible à la maladie que le chien ; il a toutefois été incriminé comme source d'infection pour l'homme.

Type de leptospire	*Réservoir*
Canicola	chien
Icterohaemorrhagiœ	rat
Pomona	porc, bovins, moufette, opossum
Grippotyphosa	raton laveur, moufette, opossum
Hardjo	bovins
Bratislava	porc
Ballun	souris

L'environnement peut être contaminé par l'urine d'animaux atteints (pâturage, eau…).

LE MODE DE TRANSMISSION : CUTANÉ

Les leptospires infectent les animaux par les voies cutanéo-muqueuses. Le chat est particulièrement susceptible de se contaminer en chassant des rongeurs infectés.
Une semaine après le début de l'infection, le germe gagne les reins et les leptospires sont éliminés dans l'urine.
Cette dernière, l'eau, le sol et les aliments qu'elle souille, ainsi que la viande des animaux infectés sont les principales sources de contamination.

LES SYMPTÔMES CHEZ L'ANIMAL : GÉNÉRAUX, ICTÈRES

Les animaux infectés ne sont pas toujours malades mais peuvent quand même excréter la bactérie et contaminer une personne.
Chez le chien, après une incubation de 3 à 20 jours, les leptospires circulent dans le sang.
Ils pénètrent et se multiplient dans divers tissus : le foie, la rate, les reins, l'appareil reproducteur, les yeux et le système nerveux central.
Les leptospires peuvent persister dans les reins et être éliminés dans les urines pendant quelques semaines, voire plusieurs mois ou années après le début de l'infection.
Les formes aiguës se traduisent par une hyperthermie associée à un état de prostration intense et à des vomissements.
Des troubles hémorragiques sont observés : pétéchies au niveau des muqueuses, hématémèse et mélæna.
La forme subaiguë observée chez le chien correspond à un syndrome urémique consécutif à une néphrite : on note une polyuro-polydypsie qui s'accompagne de vomissements et de diarrhée.
Chez le chat, la maladie se manifeste très rarement cliniquement.
Chez les bovins et porcs adultes, on note : avortements, mortalité à la naissance, infertilité, parfois mammites ; chez les jeunes, on note : fièvre, sang dans les urines, jaunisse et diarrhée.

LES SYMPTÔMES CHEZ L'HOMME : GÉNÉRAUX

Après une incubation de 7 à 14 jours, le début brutal de la maladie associe fièvre, frissons, douleurs musculaires et céphalées.
Puis on observe un tableau septicémique qui s'accompagne de diverses atteintes viscérales :
– atteinte hépatique : ictère cutanéo-muqueux ;
– atteinte rénale : protéinurie, hématurie et leucocyturie ;
– atteinte neuroméningée : méningite, convulsions, paralysie, coma ;

– atteinte digestive : diarrhée et douleurs abdominales ;
– atteinte respiratoire : toux, hémoptysie ;
– atteinte cardiaque : collapsus par myocardite aiguë, modification de l'ECG (extrasystoles ventriculaires, arythmie...) ;
– atteinte oculaire : uvéite ;
– atteinte musculaire et articulaire : rhabdomyolyse et arthrites ;
– manifestations hémorragiques : épistaxis, pétéchies, hémorragies digestives.

La maladie dure quelques jours à quelques mois.

Le traitement

Chez l'homme, on utilise la pénicilline G pendant 7 à 8 jours.
En traitement symptomatique, un rééquilibrage hydroélectrolytique et une transfusion peuvent s'imposer.

La prévention

On évitera de se baigner en eau douce lorsqu'on est porteur de plaies. Le port de gants et de bottes est préconisé afin d'éviter le contact de la peau avec la boue et l'eau douce des lacs.
Les chiens seront vaccinés avec un rappel annuel.
Une administration orale de doxycycline est une chimioprophylaxie efficace pour les personnes évoluant dans un environnement où les risques de contamination sont élevés.
En France, un vaccin contre le sérogroupe *Icterohaemorrhagiæ* est proposé aux individus exposés.
Le milieu extérieur sera décontaminé : les sols souillés par l'urine seront nettoyés à l'aide d'un désinfectant contenant de l'iode, les terrains marécageux aux abords des locaux d'élevage seront drainés. Il convient de lutter contre les rongeurs sauvages.

Le sodoku

DESCRIPTION

Cette zoonose d'importance faible (absente en France) est due à l'agent pathogène *Spirillum morsua muris*. Il est transmis par la salive des animaux infectés latents : rat, souris, cobaye, furet, chat. La transmission s'effectue par voie cutanée : morsure le plus souvent mais aussi à travers une plaie souillée.

LES SYMPTÔMES CHEZ L'HOMME

Incubation 1 à 3 semaines, jusqu'à 2 mois. Cicatrisation de la plaie pendant la période d'incubation. L'évolution se fait de façon récurrente par une série d'accès et de phases de rémission pendant 1 à 3 mois.
L'accès à la cicatrice devient douloureuse, œdémateuse, puis apparaît une phlyctène centrale puis une escarre et une ulcération ; 24 à 48 heures après le début de cette phase apparaît un syndrome fébrile : fièvre, sueurs, arthralgies, myalgies, céphalées, asthénie. On peut noter une éruption de macules, de papules ou de taches purpuriques en différentes régions. Ces symptômes peuvent être plus ou moins marqués.
Phase de rémission : du 3e au 8e jour, les troubles s'amendent mais l'amélioration est transitoire.

TRAITEMENT ET PRÉVENTION

Le traitement permet un pronostic favorable, grâce aux antibiotiques (pénicilline, tétracyclines).
La prévention repose sur un comportement non agressif avec les animaux (les manipuler avec douceur, sans les surprendre) et sur la désinfection des plaies.

L'ankylostomose

DÉFINITION : ZOONOSE PARASITAIRE

C'est une parasitose très grave chez le chien, susceptible, mais relativement rarement, d'atteindre l'enfant.
L'agent pathogène est un parasite, l'ankylostome, dont il existe deux espèces.

L'ANIMAL TRANSMETTEUR

Le chien est le vecteur de propagation le plus propice.

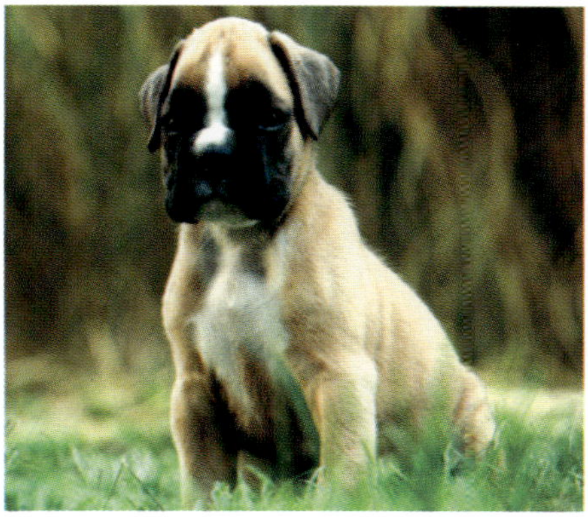

Boxer

LE MODE DE TRANSMISSION : DIGESTIVE, TRANSCUTANÉE

Le chien peut s'infester de deux façons :
– soit par ingestion de larves, par l'intermédiaire d'herbe souillée par exemple ;
– soit par pénétration directe des larves à travers la peau, aux points de contact avec le sol.
Les larves vont ensuite soit migrer vers l'intestin et se transformer en adultes, soit migrer par voie sanguine.
L'enfant peut être contaminé par voie transcutanée, mais rappelons que cette parasitose est rare et se rencontre surtout dans les chenils à hygiène douteuse.

LES SYMPTÔMES CHEZ L'HOMME

L'ankylostomose humaine se rencontre surtout dans certaines régions : Antilles, Amérique latine, Maghreb, Afrique tropicale et subtropicale, Asie.
Chez l'homme et l'enfant, on distingue trois phases cliniques :
– la pénétration cutanée se manifeste par une dermite ;
– le passage dans la trachée se traduit par une toux et des crachats ;
– la fixation dans le duodénum se manifeste par des douleurs évoquant un ulcère gastro-duodénal et une anémie chronique.

TRAITEMENT ET PRÉVENTION

Le traitement utilise les sels de béphénium (Alcopar). D'autres médicaments sont également utilisés : lévamisole (Solaskil), thiabendazole (Mintezol), ainsi que des produits plus courants : Combantrin, Fluvermal, Zentel...
La prévention se résume à la vermifugation des animaux.

Ankylostome

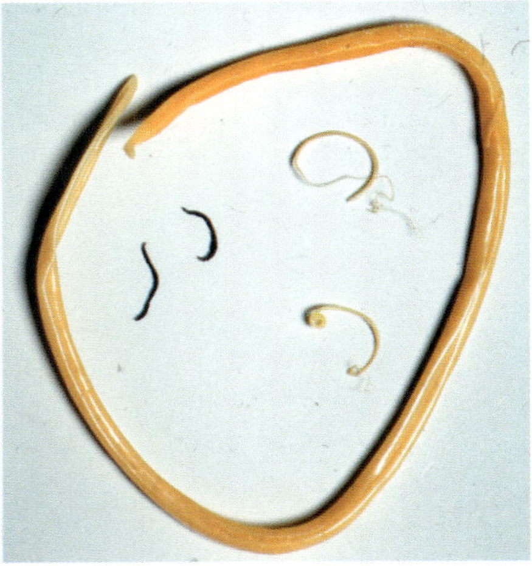

Zoonoses à expressions digestives

Appellation	*Agent*	*Réservoir*	*Transmission*	*Symptômes*
Pseudotuberculose	Bacille de Malassez (bactérie)	Rongeurs Oiseaux Lapins	Digestive Alimentation ou eau souillée	Douleurs abdominales
Campylobactériose	*Campylobacter jejuni* (bactérie)	Carnivores domestiques (chiots, chatons)	Orale Douleur	Diarrhée Vomissements Fièvre
Giardiose	*Giardia intestinalis* (protozoaire)	Animaux domestiques Bovins, équins, porcins, chien, chat, rongeurs, castor	Orale (eau et aliments contaminés)	Diarrhée
Échinococcose larvaire = hydatidose	Échinocoque = cestode (parasite)	Chien, ovins	Ingestion (doigts à la bouche, végétaux souillés)	Hépatique (ictère)
Échinococcose alvéolaire	*Echinococcus* (parasite)	Chien, chat, rongeurs	Orale : ingestion (consommation de végétaux souillés, mains à la bouche)	Hépatique
Tæniasis et cysticercose	*Tænia* (parasite)	Chat, chien, animaux de rente	Ingestion (viande pas assez cuite)	Nausées Vomissements Douleurs abdominales
Dipylidiose	Helminthe (parasite) cestode *Dipylidium caninum*	Puce : chat, chien	Orale : ingestion accidentelle de puces	Anorexie, perte de poids
Cryptosporidiose	*Cryptosporidium*	Animaux de rente, rongeurs, reptiles, oiseaux	Ingestion (ookystes et aliments souillés)	Diarrhée
Trichinellose	*Trichinella spiralis* (parasite)		Orale : consommation de viande pas assez cuite	Nausées Vomissements Colique Diarrhée
Trichuriose				Douleurs abdominales Diarrhée
Trichostrongylioses	*Trichostrongylus*		Ingestion	Douleurs abdominales Diarrhée
Staphylococcies	Staphylocoque	Mammifères et oiseaux	Ingestion Inhalation	Intoxication alimentaire
Candidoses	*Candida albicans*			Muguet buccal, cutané

La pseudotuberculose

Définition : zoonose bactérienne

La pseudotuberculose se nomme également la yersiniose. Chez les oiseaux, on l'appelle rodentiose, fièvre du canari, peste de l'oiseau ou nécrose infectieuse du foie et de la rate.
C'est une maladie très contagieuse pouvant être mortelle. Elle concerne les oiseaux de cage et de volière mais aussi les oiseaux sauvages. Cette maladie existe également chez de nombreuses espèces de mammifères (rongeurs et lagomorphes surtout) ; certains reptiles sont aussi sensibles à l'infection. Les carnivores hébergent aussi le germe.
Les germes sont éliminés dans les selles des sujets infectés. La maladie se traduit chez le chat par une gastro-entérite avec ictère et chez l'homme principalement par une adénite des ganglions avec une douleur abdominale aiguë. Les enfants, les adolescents et les jeunes adultes sont les plus sensibles à la maladie.

L'agent pathogène : le bacille de Malassez

Le plus du scientifique

La pseudotuberculose est une zoonose bactérienne provoquée par le bacille de Malassez et Vignal : *Yersinia pseudotuberculosis ssp pseudotuberculosis*, coccobacille Gram négatif. Cette bactérie mesure 1,5 à 2 µm de long sur 0,5 à 0,8 µm de large. Non sporulée et sans capsule, elle présente un espace central clair plus marqué après coloration à la thionine phéniquée ou au bleu de toluidine ; 3 à 6 flagelles assurent la mobilité du germe. Cette mobilité est optimale pour des températures inférieures à 28 °C, annulée au-dessus de 37 °C et altérée lors d'anaérobiose. La mise en culture a lieu en aérobiose sur des géloses ordinaires à 25 à 37 °C pendant 24 à 48 heures.
La structure antigénique de la bactérie comprend un antigène flagellaire (H) et un antigène somatique (O) qui permet de distinguer de nombreux sérovars (01 à 014) subdivisés en sous-types (a, b, c).

Les animaux transmetteurs : oiseaux domestiques et sauvages, rongeurs, carnivores, certains reptiles

Parmi les espèces domestiques, dindes, canards et pigeons sont les plus sensibles (mortalité jusqu'à 80 %).
La yersiniose est plus rare chez les poules, les perdrix et les faisans. Parmi les oiseaux sauvages, les passériformes sont particulièrement touchés par la pseudotuberculose.
Parmi les oiseaux de cage et de volière, la maladie a été décrite chez les canaris, les diamants de Gould, les toucans, les perruches ondulées et plus rarement chez les perroquets.
Les mammifères (les rongeurs surtout, les lagomorphes mais aussi les carnivores et les herbivores) et certains reptiles (python, tortue) sont sensibles ou porteurs de *Yersinia pseudotuberculosis*.
Les rongeurs sauvages (écureuil,

rat...), les lagomorphes sauvages (lapin, lièvre...) et les oiseaux sauvages (palombe, canard...) constitueraient le principal réservoir.
D'autres espèces de mammifères sont considérées comme des réservoirs secondaires (chat, porc, bovins). Sol, eau, fourrage et aliments sont contaminés par les déjections, l'urine ou les cadavres de sujets.
Le germe survit dans le milieu extérieur (dans la terre) mais ne s'y multiplie pas.

LE MODE DE TRANSMISSION : VOIE DIGESTIVE

Les nombreux porteurs sains de *Yersinia pseudotuberculosis* (oiseaux, rongeurs, carnivores domestiques...) peuvent être des sources de contagion pour l'homme.
Sur les animaux vivants, les matières virulentes sont les fientes, les urines, le sang.
En se léchant l'anus et les parties génitales puis le reste du corps, le chat dissémine les germes sur l'ensemble de son pelage. Il s'infecte aussi par voie digestive en consommant des rongeurs, lagomorphes ou oiseaux contaminés. Sur les cadavres, tout est contagieux.
Les rongeurs et les oiseaux sauvages jouent un rôle important dans la dissémination du germe. La contamination peut être directe par contact étroit avec les oiseaux ou d'autres animaux domestiques (petits rongeurs), ou indirecte lorsque les aliments sont souillés par les excréments de sujets infectés. La pénétration du germe se fait par voie digestive.
La pseudotuberculose humaine se développe en général si la personne est affaiblie.

LES SYMPTÔMES CHEZ L'ANIMAL : DIGESTIFS, RESPIRATOIRES

Chez les oiseaux

Les oiseaux sont abattus, présentant des plumes ébouriffées, de l'anorexie, des difficultés respiratoires et de la diarrhée. L'évolution est souvent fatale en 24 à 36 heures (forme suraiguë) ou en moins d'une semaine (forme aiguë). Ces formes sont fréquemment rencontrées chez les dindons et les canaris. Dans les formes chroniques, on retrouve les mêmes signes cliniques avec en plus un amaigrissement important des oiseaux et souvent des troubles locomoteurs sérieux pouvant conduire à une paralysie. L'évolution peut être mortelle en 10 à 15 jours. Ainsi le toucan ne s'alimente plus et, lorsqu'il est en captivité, n'arrive plus à se percher.

Chez le chat

Il est un porteur sain : il héberge le germe dans son tube digestif pendant des mois sans que des manifestations cliniques ne soient décelées.

L'animal peut héberger le germe dans son tube digestif pendant des mois sans que des manifestations cliniques ne soient décelées

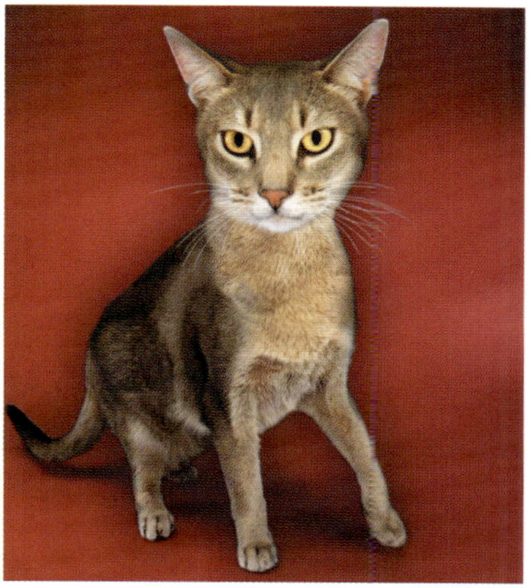

Toute forme de stress (transport, froid, parasitisme, maladie intercurrente) est susceptible de déclencher la maladie chez le porteur.
En l'absence de traitement, la mort survient dans une durée variable selon les auteurs : de 3 jours à 3 mois.

Chez le chien

Les manifestations cliniques sont plus discrètes.

Les symptômes chez l'homme : digestifs

La période d'incubation serait comprise entre 1 et 3 semaines.
La forme la plus fréquente est une adénite mésentérique après une incubation de 1 à 3 semaines ; on note douleurs abdominales, fièvre, vomissements, diarrhée.
Elle concerne principalement les enfants et les adolescents. Les individus du sexe masculin seraient prédisposés.
L'évolution est en général favorable après un traitement.
Les formes septicémiques, rares mais graves, concernent les personnes affaiblies, les personnes âgées.

Le traitement

La streptomycine, les tétracyclines, le chloramphénicol, la gentamicine et la fluméquine donnent de bons résultats.

La prévention

Elle est essentiellement sanitaire.
Quand la maladie est déjà déclarée, il convient de sacrifier les oiseaux malades, de brûler les cadavres. Quant aux oiseaux apparemment sains, il faut les isoler, les traiter avec des antibiotiques, nettoyer et désinfecter les cages. Pour éviter l'apparition de la maladie, on doit lutter contre les rongeurs et les parasites pouvant introduire ce germe. Il faut aussi séparer les espèces. L'hygiène doit être aussi parfaite que possible (cage, lieu d'abreuvement et d'alimentation).
L'homme est un révélateur, en ce qui concerne la yersiniose, de l'infection animale. Il convient, lors de cas de yersiniose humaine, de rechercher dans l'entourage les possibles animaux infectés. L'alimentation sera protégée afin d'éviter la contamination par des animaux infectés.
Le port de masque ou de gants lors de manipulation d'animaux suspects est conseillé.

La campylobactériose

DÉFINITION : ZOONOSE BACTÉRIENNE

Cette affection bactérienne est due à *Campylobacter jejuni* qui vit dans le tube digestif des oiseaux. L'infestation se fait principalement lors de consommation de viande de volaille peu cuite. Elle représente après les salmonelles la deuxième cause de diarrhées bactériennes aiguës.
Les bactéries du genre *Campylobacter* affectent de nombreuses espèces animales (bovins, ovins, porcins, équins, carnivores domestiques, oiseaux), mais c'est dans l'espèce humaine que son expression clinique est la plus grave.
Les carnivores domestiques, particulièrement les jeunes sujets, sont une source de contamination directe ou indirecte pour l'homme. Chez l'animal excréteur, la maladie se traduit par une entérite. Chez l'homme diarrhée, vomissements, douleurs abdominales et fièvre constituent les symptômes les plus caractéristiques. La mortalité reste très faible.
La campylobactériose a une répartition mondiale. On la retrouve aussi bien dans les pays industrialisés que dans les pays en voie de développement. Elle constitue une cause importante de diarrhée infantile dans le tiers-monde.

L'AGENT PATHOGÈNE : BACILLE *CAMPYBACTER JEJUNI*

LE PLUS DU SCIENTIFIQUE

Les bactéries du genre *Campylobacter* sont de petits bacilles Gram négatif, spirales avec un flagelle polaire unique, microaérophile, non fermentatifs et à métabolisme oxydatif. Leur taille est très variable : de 0,5 à 5 µm de long sur 0,2 à 0,4 µm de diamètre. Ils sont très mobiles. Les deux sous-espèces potentiellement pathogènes pour l'homme sont *Campylobacter jejuni*, responsable principalement de troubles digestifs, et *Campylobacter fetus*, responsable d'une forme septicémique beaucoup plus rare. Les oiseaux peuvent transmettre *Campylobacter jejuni* et *Campylobacter coli*.

LES ANIMAUX TRANSMETTEURS : CHIOT, CHATON, MAMMIFÈRES, OISEAUX

Même si la contamination indirecte est prépondérante (eaux souillées, lait de vache non pasteurisé, viandes, notamment volailles), les animaux de compagnie représentent une source importante d'infection directe, en particulier entre chiots ou chatons et enfants.
Les *Campylobacter* se multiplient dans le tube digestif de la plupart des espèces d'oiseaux et de mammifères (les bovins, les ovins, les équins, les carnivores domestiques – surtout le chien –, les primates, les lagomorphes) et des reptiles. Chez les espèces aviaires, les gallinacés sont souvent des porteurs sains de *Campylobacter jejuni*.
Les *Campylobacter* sont présents dans les excréments, particulièrement chez les jeunes sujets atteints de diarrhée, lorsque la densité d'animaux est élevée (chenil, chatterie). Les animaux sains sont également une source de contamination.

Le mode de transmission : voie orale

Les sources de contamination, les modes et les voies de transmission sont identiques pour l'homme et les carnivores.
Aussi le propriétaire et son animal peuvent-ils être tous les deux infectés suite à un contact avec une même source de contamination : eau, nourriture, animal excréteur.
La transmission est directe par contact étroit avec des animaux porteurs ou malades. Le chien peut jouer le rôle de relais à partir des volailles notamment. La transmission interhumaine semble exceptionnelle.
La transmission est indirecte par consommation d'eau souillée ou bien encore par ingestion d'aliment contaminé (légume d'un jardin fertilisé avec du fumier contaminé, viande contaminée...).
La transmission entre les animaux se fait selon les mêmes voies. La pénétration du germe se fait principalement par voie digestive. La mouche, chez qui ce germe a été isolé, peut servir de vecteur pour *Campylobacter jejuni*.

Les symptômes chez l'animal : divers

Bovins : mammite occasionnelle.
Volailles : problèmes de foie et baisse marquée de la ponte.
Les animaux infectés ne sont pas toujours malades, mais peuvent quand même excréter la bactérie et infecter une personne.
Chez les oiseaux : *Campylobacter jejuni* est une bactérie de l'intestin grêle et du colon.
La bactérie serait responsable d'une hépatite chez les volailles, caractérisée par une chute du taux de ponte et une augmentation du taux de mortalité des poussins de 5 à 7 jours, mais les volailles se comportent surtout comme des porteurs sains de *Campylobacter jejuni*.

Les symptômes chez l'homme : diarrhée

Les nourrissons et les enfants sont les plus atteints, surtout en été, suivis des jeunes adultes et des personnes âgées.
Les campylobactérioses à *Campylobacter jejuni* sont en général bénignes avec guérison spontanée survenant en une semaine. Après une phase pouvant durer 24 heures (fièvre, céphalées, myalgies), la manifestation clinique la plus fréquente est de la diarrhée, d'abord aqueuse puis mucohémorragique. Cette diarrhée peut être accompagnée de douleurs abdominales et de vomissements.
La maladie peut se compliquer d'une septicémie, d'arthrites et de polyradiculonévrites aiguës.
Le taux de mortalité reste faible (2,4 ‰).

Le traitement

Les antibiotiques actifs sont les tétracyclines, les aminosides et l'érythromycine, mais des résistances sont possibles. Les quinolones sont aussi efficaces.

La prévention

La prévention passe par le respect des règles générales d'hygiène (lavage soigneux des mains, tenue de travail personnelle changée quotidiennement, port de gants et de mas-

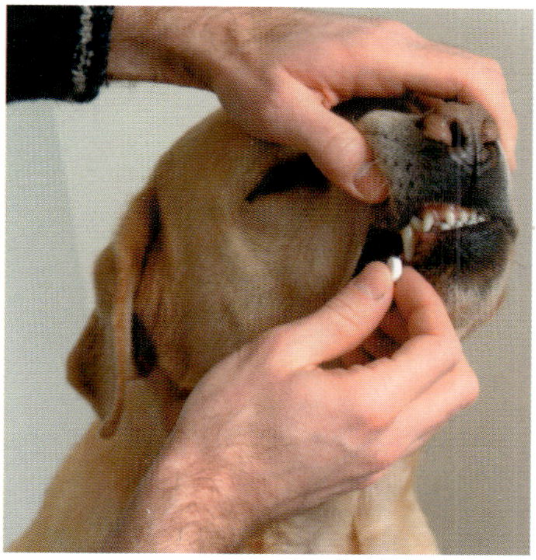

Administration d'un antibiotique

que), par une surveillance clinique des animaux présentant une gastro-entérite. Chez l'animal, on utilise des vaccins.

Il faut éviter d'entreposer des aliments dans les animaleries, de manger des volailles insuffisamment cuites, de boire de l'eau non traitée.

Les animaux infectés doivent être isolés et traités afin de limiter l'excrétion des germes. Les locaux qu'ils occupent seront désinfectés avec des dérivés phénoliques ou iodés, de l'eau de Javel, de l'alcool à 70 % ou des ammoniums quaternaires.

Il convient d'éviter au maximum la contamination des enfants chez qui la maladie peut être grave. Les mesures d'hygiène sont identiques à celles évoquées pour les précédentes zoonoses où les excréments des carnivores sont une source de contamination : il faut éviter que les chiens et les chats ne lèchent la figure des enfants ; les aires de jeu et les bacs à sable doivent être isolés des carnivores domestiques et, si possible, couverts après usage ; on se lavera les mains après tout contact avec un animal diarrhéique.

En cas de diarrhée inexpliquée chez l'enfant, la campylobactériose doit être recherchée. En cas de résultat positif, les carnivores domestiques de la maison feront l'objet d'un prélèvement par écouvillonnage rectal. Les animaux porteurs seront isolés et traités.

Le vétérinaire devra rechercher des *Campylobacter* chez les chiens et les chats à diarrhée chronique et persistante. Un résultat positif sera signalé au médecin du propriétaire.

La giardiose (giardiase – lambliase)

Définition : protozoose

Chez l'homme, la giardiose est la protozoose intestinale la plus répandue dans le monde. La fréquence varie entre 2 et 5 % dans les pays industrialisés et entre 20 et 30 % dans ceux en voie de développement. Les enfants et les sujets immunodéprimés sont particulièrement touchés. Chez les chiens, la fréquence avoisine les 10 % ; elle est inférieure chez les chats.
La transmission du protozoaire, *Giardia intestinalis*, est possible entre homme et animal dans les deux sens.

L'agent pathogène : protozoaire

Giardia intestinalis parasite à la fois l'homme, les carnivores, de nombreux autres mammifères, les reptiles et les oiseaux. C'est un protozoaire flagellé qui vit fixé à la surface de la bordure en brosse des cellules intestinales. Les kystes éliminés avec les fèces de l'hôte sont directement infestants. Ils résistent 2 mois à 8 °C, 1 mois à 21 °C et sont insensibles au traitement de l'eau par le chlore ou le permanganate de potassium. Ils sont rapidement détruits par l'ébullition.

Les animaux transmetteurs : animaux domestiques, castor

Animaux domestiques : surtout les bovins, les chevaux, les porcs, les chiens, les chats.
Animaux sauvages : surtout le castor.
L'environnement peut transmettre l'agent lorsqu'il est contaminé par des selles d'animaux (eau, pâturage, etc.).

Le mode de transmission : voie orale

C'est une transmission oro-fécale. La transmission indirecte avec l'ingestion d'eau ou d'aliments souillés par des kystes est primordiale. Une transmission directe est possible, les kystes étant infestants dès leur élimination avec les selles.
La contamination de l'animal passe par l'ingestion de kystes (forme de résistance) contaminant les aliments, le sol, et surtout l'eau de boisson.
La contamination de l'enfant se fait comme pour l'animal par ingestion de kystes amenés à la bouche par les mains sales, des aliments contaminés ou de l'eau souillée.

Les symptômes chez l'animal : diarrhée

Diarrhée, abattement, perte de poids et d'appétit, surtout chez les jeunes animaux.
Les jeunes sujets sont beaucoup plus sensibles.
Généralement, la maladie se manifeste par un syndrome de maldigestion-malabsorption. Les animaux présentent une diarrhée chronique : de manière continue ou par intermittence, les matières fécales sont pâteuses, plus ou moins décolorées et nauséabondes ; il n'y a habituellement pas de vomissements. Une atteinte de l'état général est souvent associée : malgré un appétit conservé, les

sujets maigrissent, ont une mauvaise croissance, sont occasionnellement léthargiques ; leur pelage est terne.
L'infestation du chien ou du chat est souvent asymptomatique, mais peut se traduire par une diarrhée épisodique chez le jeune animal.

LES SYMPTÔMES CHEZ L'HOMME : DIARRHÉE

Les symptômes observés sont les suivants : douleurs abdominales, flatulences, diarrhée aiguë ou chronique, intermittente ou durable, avec fèces ramollies ou liquides, renfermant du mucus mais non hémorragiques, perte de poids et d'appétit, déshydratation.
Les *Giardia* peuvent coloniser la vésicule biliaire. On observe alors une cholécystite.
Chez l'enfant, les troubles intestinaux peuvent être plus intenses avec selles fréquentes, semi-liquides, de couleur chamois. La maladie peut alors entraîner une anorexie, un état de nervosité et un véritable syndrome de malabsorption.
Bien souvent, l'enfant ne présente aucun symptôme. Parfois des troubles intestinaux attirent l'attention : gastro-entérite aiguë ou subaiguë avec anorexie, nausées, vomissements. Les troubles digestifs peuvent parfois se prolonger. La diarrhée chronique se traduit par des selles abondantes, pâles, malodorantes, avec ballonnement abdominal pouvant simuler une intolérance au gluten. Différents troubles nerveux ont été attribués à la giardiose : instabilité psychomotrice, terreurs nocturnes. Le diagnostic repose sur l'examen parasitologique des selles.

LE TRAITEMENT

Le métronidazole est administré pendant 5 à 7 jours chez l'homme, 5 à 7 jours chez le chien, et 5 jours chez le chat. Il entraîne une amélioration des symptômes et l'arrêt de l'excrétion des kystes.
L'albendazole est efficace chez l'homme, le chien et le chat. Le fenbendazole serait également actif contre le parasite.

LA PRÉVENTION

Les sols pourront être désinfectés avec du phénol à 5 %, de l'ammoniaque à 3 % et des hypochlorites. Le temps de contact nécessaire est alors de 10 à 20 minutes.
Les règles habituelles d'hygiène doivent être respectées lorsqu'on manipule un animal infesté.

L'échinococcose larvaire ou hydatidose

DÉFINITION : ZOONOSE PARASITAIRE

L'échinococcose larvaire ou hydatidose est une zoonose parasitaire due à l'échinocoque, cestode du chien et du renard, et sa larve, le kyste hydatique. Le cycle biologique le plus fréquent fait intervenir le mouton (hôte intermédiaire) et le chien (hôte final). L'homme peut devenir hôte intermédiaire s'il ingère les œufs d'échinocoque. L'échinococcose est une maladie grave, parfois mortelle, qui a été classée zoonose majeure par l'OMS.

Elle est fréquente dans les régions d'élevage (Australie, Argentine, Afrique du Nord, Chypre, Espagne, Uruguay, Nouvelle-Zélande, Islande...). En France, cette parasitose se rencontre dans les régions d'élevage extensif du mouton : Corse, pays Basque, plaine de la Crau, certaines régions de Provence, où les chiens sont par ailleurs très utilisés. Les chiens de ferme et de berger sont beaucoup plus exposés que les chiens d'appartement.

L'AGENT PATHOGÈNE : CESTODES

L'échinococcose est due aux formes larvaires des cestodes *Echinococcus granulosus*, *E. multilocularis*, *E. oligarthus* et *E. vogeli*.

Le tænia échinocoque est un dangereux parasite du chien à l'origine de l'échinococcose hydatique (kyste hydatique).

L'agent responsable est un petit vers, *Echinococcus granulosus*, dont l'hôte intermédiaire est principalement le mouton. *E. granulosus* mesure environ 5 mm de long. Ses œufs sont très résistants et directement infestants. Le chien se contamine en consommant du foie ou du poumon de mouton parasité et héberge par la suite un parasite adulte dans son intestin, qui émettra des œufs éliminés dans les selles. Lorsqu'un mouton, un bovin, un porc ou un enfant ingèrent ces œufs,

LE PLUS DU SCIENTIFIQUE

Ces vers de 1,2 à 6 mm de long possèdent des crochets dont la taille, la forme et la position varient selon les quatre espèces. L'adulte vit dans la portion antérieure de l'intestin grêle de l'hôte définitif, fixé par ses crochets insérés dans la muqueuse à la base des villosités. Le segment, qui se détache, renferme des centaines d'œufs (diamètres de 22 à 44 µm) et non différentiables des œufs d'autres tænias. Il est libéré avec les matières fécales ou force le sphincter anal et se désintègre dans le milieu extérieur. Chaque œuf contient un embryon. Une fois que l'œuf a été ingéré par l'hôte intermédiaire, il éclôt dans l'intestin grêle, traverse la paroi intestinale et gagne la circulation sanguine et lymphatique. Après avoir rejoint la veine porte, il se fixe dans le foie. Dans de rares cas, il peut franchir la barrière hépatique et gagner le poumon, la rate et les centres nerveux. Dans ces divers organes où le parasite se fixe, il atteint le stade larvaire appelé kyste hydatique ou métacestode. Le bourgeonnement conduit à la multiplication asexuée du parasite avec la formation de plusieurs milliers de protoscolex. Lorsqu'un protoscolex est ingéré par l'hôte définitif, il se fixe à la muqueuse de son intestin grêle et se développe en un cestode adulte.

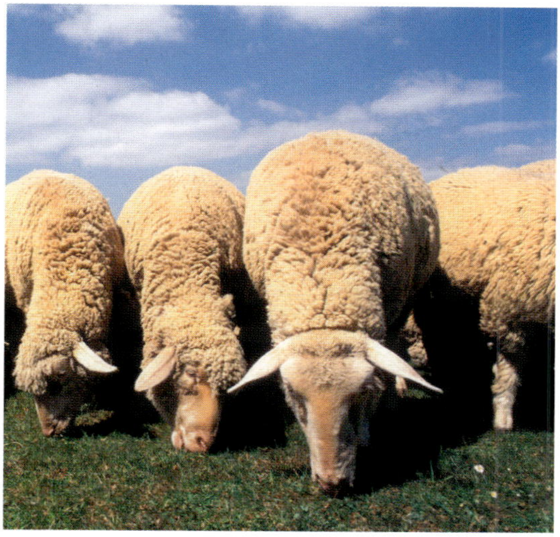

Mérinos de l'est

ceux-ci donnent naissance à des embryons qui migrent dans le foie, les poumons, les reins, le cerveau, et qui constituent des « kystes hydatiques ». L'homme n'est donc qu'un hôte accidentel qui ne contribue pas à la propagation de cette parasitose. L'enfant se contamine soit en ayant les mains léchées par un chien infesté ou en touchant son pelage, soit en consommant des légumes souillés d'excréments de chien.

LES ANIMAUX TRANSMETTEURS : CHIEN, OVINS

Le chien peut héberger plusieurs centaines de vers sans aucun trouble. Les œufs infestants sont disséminés dans les selles et souillent les pâtures. L'infestation du mouton permet le développement des kystes.
Les hôtes définitifs et intermédiaires sont différents selon le parasite.

Les hôtes définitifs

E. granulosus : les canidés sont les hôtes définitifs les plus courants : essentiellement le loup et le chien domestique, mais aussi le coyote, le chacal, le « loup rouge » et le dingo. On rencontre également le parasite chez des hyénidés comme la hyène tachetée et chez quelques félidés comme le lion et le léopard.
E. multilocularis : les hôtes définitifs les plus courants sont le renard, le chien domestique et le chat lorsqu'ils ingèrent des proies infestées.
E. oligarthus : les félidés sauvages constituent les hôtes définitifs : jaguar, ocelot…

Les hôtes intermédiaires

E. granulosus : les ongulés constituent les principaux hôtes intermédiaires.
E. multilocularis : les hôtes intermédiaires sont des rongeurs sauvages.
E. oligarthus : le stade larvaire apparaît chez des rongeurs sauvages, principalement chez l'agouti.

Les hôtes définitifs sont infestés en mangeant les viscères des hôtes intermédiaires porteurs de kystes hydatiques. Les hôtes intermédiaires se contaminent en ingérant des végétaux souillés par les œufs d'échinocoque libérés avec les fèces de l'hôte définitif.

LE MODE DE TRANSMISSION : INGESTION

L'homme ne peut pas s'infester en consommant des kystes hydatiques, mais par ingestion : mains sales portées à la bouche, souvent après contact avec le pelage d'un chien parasité, ou consommation de végétaux souillés.
Les œufs représentent la seule source de contamination pour l'homme. Transportés par l'eau, les oiseaux

charognards et divers arthropodes coprophages, ils contaminent légumes et fruits. Ils sont extrêmement résistants et peuvent survivre 2 ans à la surface du sol, 3 mois dans l'ensilage. Ils supportent très bien les basses températures (jusqu'à – 25 °C) et les agents chimiques courants. En revanche, ils sont détruits par la dessiccation, la cuisson ainsi qu'au bout de 4 jours à – 80 °C.
Les viscères parasités restent infestants 5 à 6 jours à l'air libre, 9 jours enterrés, 3 mois à + 4 °C. Les parasites sont détruits après 70 heures à – 15 °C, après 5 minutes d'immersion dans du formol, de l'eau oxygénée à 0,1 %, de la glycérine à 20 % ou de l'hypochlorite de sodium à 0,05 %.

Les symptômes chez l'animal : aucun

Pour l'hôte intermédiaire, la maladie est le plus souvent asymptomatique. Elle s'accompagne éventuellement de prurit anal. Une baisse de croissance et une baisse de résistance ont été signalées chez le jeune sujet. En ce qui concerne l'hôte intermédiaire, l'effet du kyste hydatique dépend de sa taille et de sa localisation.

Les symptômes chez l'homme : troubles hépatiques ou inaperçus

C'est la formation des kystes dans les organes qui entraîne des troubles. L'ingestion de l'œuf entraîne la sécrétion de sucs digestifs qui permet la libération de l'embryon qui traverse la paroi digestive. Il peut atteindre le foie (50 à 60 % des kystes) ou le poumon (20 à 30 % des kystes). Si l'embryon franchit le filtre pulmonaire, il atteint les autres organes par la circulation générale. Les kystes ont une évolution lente (environ 1 cm par an). Un kyste peut atteindre 20 cm de diamètre. Il n'y a aucun symptôme jusqu'à compression d'organes voisins (exemple : ictère par compression biliaire). Il existe un risque mortel s'il y a rupture du kyste.

Hydatidose due à E. granulosus

Beaucoup de kystes demeurent sans symptômes pendant toute la vie ou se manifestent cliniquement après de nombreuses années. Les symptômes découlent de la taille et de la localisation du kyste. En cas de localisation dans le foie, la compression par le kyste des éléments artériels, veineux et des canaux biliaires provoque une congestion hépatique et une cholestase. En cas de localisation pulmonaire, une toux peut apparaître. Dans de rares cas, les kystes atteignent les os, le système nerveux central et le cœur.
La complication la plus grave est la rupture du kyste hydatique, qui peut avoir les conséquences suivantes :
– choc ;
– dissémination dans les cavités abdominales et pleurales, embolisation artérielle dans de nombreux organes et formation de multiples autres kystes ;
– obstruction des canaux biliaires par le contenu du kyste (entraînant un ictère) ou expectoration de ce dernier accompagnée de violentes douleurs thoraciques.

Hydatidose due à E. multilocularis

L'hydatidose alvéolaire a très fréquemment une localisation hépatique ; son évolution est progressive et grave. D'éventuelles métastases entraînent la formation de kystes secondaires dans divers organes. La symptomatologie est semblable à celle d'un cancer du foie à évolution lente. L'issue de la maladie est souvent fatale : la mortalité dépasse 95 %.

Divers examens radiologiques (radio, IRM, échographie) permettent de mettre en évidence les kystes hydatiques.

LE TRAITEMENT

Le traitement est avant tout chirurgical avec l'exérèse du kyste. Il importe d'éviter toute dissémination larvaire au cours de l'opération.
On met ensuite en place un traitement médical : mébendazole, albendazole, doublé d'une surveillance sérologique : le taux d'anticorps doit diminuer et disparaître en 1 à 2 ans.

Chez l'animal :
– chez l'hôte définitif : le praziquantel est la molécule la plus efficace.
Il est actif sur l'adulte et les immatures de plus de 4 semaines ;
– chez l'hôte intermédiaire : l'albendazole administré à long terme a un effet particulièrement marqué sur le développement des kystes hydatiques.

LA PRÉVENTION

Il faut vermifuger les chiens tous les 30 jours (période prépatente du cestode). Les matières fécales devront être recueillies et détruites pendant 2 à 3 jours. Notons que pour pénétrer dans certains États, comme la Norvège ou la Suède, un certificat de vermifugation des carnivores domestiques contre l'échinococcose, réalisé dans les 10 jours avant le départ, est exigé. Les viscères d'animaux parasités seront brûlés pour éviter que des chiens ne les consomment.
La présence de tout chien ou chat dans l'enceinte des abattoirs est interdite. Dans les zones endémiques d'hydatidose alvéolaire, on empêchera les carnivores domestiques de capturer des rongeurs sauvages.
On observera les règles d'hygiène suivantes : lavage des mains après avoir caressé un chien ou un chat, nettoyage soigneux des légumes ou fruits mangés crus.
La présence des carnivores domestiques dans les magasins d'alimentation est réglementée (cf. Annexe 3 : note de service DGAL/SHVA/n° 88/8 194 du 23/11/88) : seuls sont admis, tenus en laisse, les chiens guides d'aveugles et les animaux accompagnant les convives dans les salles de restaurant.

L'échinococcose alvéolaire

DÉFINITION : ZOONOSE PARASITAIRE

Zoonose à répercussions cliniques très graves, voire mortelles. Quelques dizaines de cas humains sont diagnostiqués chaque année en France : Lorraine, Franche-Comté, Rhône-Alpes. Le risque est lié au chien et au chat, porteurs asymptomatiques de la larve d'*Echinococcus multilocularis* (1,5 à 3,5 mm de long).

LES ANIMAUX TRANSMETTEURS : CHAT, CHIEN, RONGEURS

L'agent est excrété dans les matières fécales des porteurs, qui souillent les baies sauvages. Les campagnols sont infestés par ingestion d'œufs qui deviennent des ookystes.
Le renard, voire des chiens et des chats, sont infestés par consommation de ces rongeurs.
La larve se transforme en adulte dans l'intestin grêle de l'hôte définitif.

LE MODE DE TRANSMISSION

On distingue trois cycles :
– cycle sauvage : renard-campagnol ;
– cycle péri-domestique : renard-campagnol-chien ou chat ;
– cycle semi-domestique : chien ou chat-rongeurs domestiques.
La contamination à l'homme s'effectue ensuite au contact d'un chien ou d'un chat parasité, ou par consommation de végétaux souillés (comme dans l'échinococcose larvaire, voir plus haut).

LES SYMPTÔMES CHEZ L'ANIMAL : AUCUN

L'animal parasité excrète des œufs ou des anneaux de cestodes ; en période de croissance, il peut présenter un certain retard, mais la présence du parasite peut passer inaperçue.

LES SYMPTÔMES CHEZ L'HOMME : HÉPATIQUES

Les signes cliniques sont un ictère, une hépatomégalie irrégulière (augmentation de la rate), de la fièvre accompagnée d'un amaigrissement.
Un processus pseudo-tumoral lent s'installe.

LE TRAITEMENT

Si la maladie est détectée assez tôt, une résection du lobe atteint peut être tentée. En cas contraire, une transplantation hépatique peut alors être tentée.
Un traitement médical par albendazole stoppe seulement le développement de la maladie.

LA PRÉVENTION

Elle repose sur l'éducation sanitaire des personnes : lavage des mains après contact avec le chien ; hygiène des végétaux (lavage soigné, cuisson...) et sur la vermifugation des chiens toutes les 4 semaines.

Les tæniasis et cysticercose

DÉFINITION : ZOONOSES PARASITAIRES

Le tæniasis est une parasitose due aux formes adultes de cestodes, du genre *Tænia* ; les parasites les plus souvent rencontrés sont *T. saginata* et *T. solium*, dont les formes larvaires sont respectivement *Cysticercus bovis* (chez les bovins) et *Cysticercus cellulosæ* (chez le porc et le sanglier), pouvant être agents de cysticercose chez l'homme. On peut également citer *T. hydatigena*, parasite du chat, et la larve parasite des muridés, agent potentiel de cysticercose humaine.

Dans ces parasitoses, et contrairement à la plupart des autres zoonoses, l'homme joue dans le cycle un rôle primordial puisqu'il est l'hôte définitif normal des deux espèces principales que sont *T. saginata*, le tænia inerte, et *T. solium*, le tænia armé.

L'AGENT PATHOGÈNE : *TÆNIA*

Concernant *T. solium*, les porcs s'infestent facilement en raison de leur habitude coprophage, et peuvent ingérer un grand nombre d'œufs. Les embryons sont libérés des œufs dans le tube digestif et perforent la paroi intestinale, puis ils gagnent divers organes et tissus par la circulation sanguine (surtout le myocarde, les muscles masticateurs, le diaphragme, la langue…). Le développement complet se fait en 9 à 10 semaines et il prend l'aspect d'une

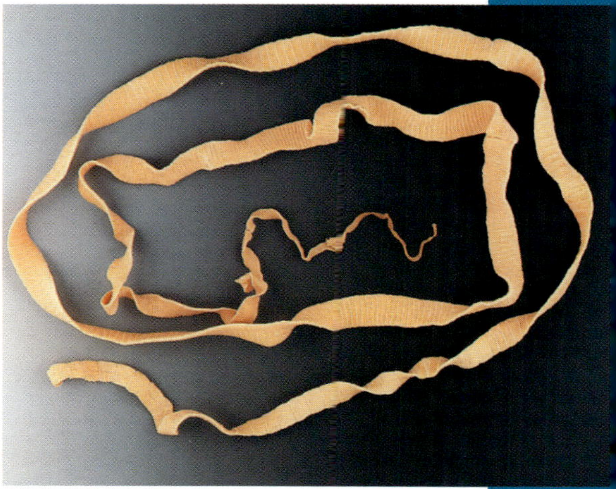

Ténia © Lanceau/Cogis

LE PLUS DU SCIENTIFIQUE

Le tænia, ou ver solitaire, est formé d'une série d'anneaux indépendants, surmontés d'une tête minuscule (4 mm), ou « scolex », pourvue de quatre crochets. La longueur totale du ver peut dépasser 2 mètres.

Le *T. solium* vit à demeure dans l'intestin grêle de l'homme, s'accrochant à la muqueuse par ses quatre crochets ; ses anneaux bourrés d'œufs sont évacués dans les selles. Au bout d'un certain temps, l'anneau se désagrège et les œufs restent dans le sol ou dans l'eau. S'ils sont avalés par un porc, ils donnent naissance dans son estomac à un embryon pourvu de 6 crochets qui perforent la muqueuse gastrique et va se fixer dans les muscles où il devient une larve immobile dans une sorte de cocon (kyste) qui porte le nom de « cysticerque ». Lorsqu'elles sont nombreuses, ces larves déterminent chez le porc une maladie appelée « ladrerie », facilement reconnaissable à la présence sous la langue de l'animal de petites vésicules transparentes qui contiennent les cysticerques.

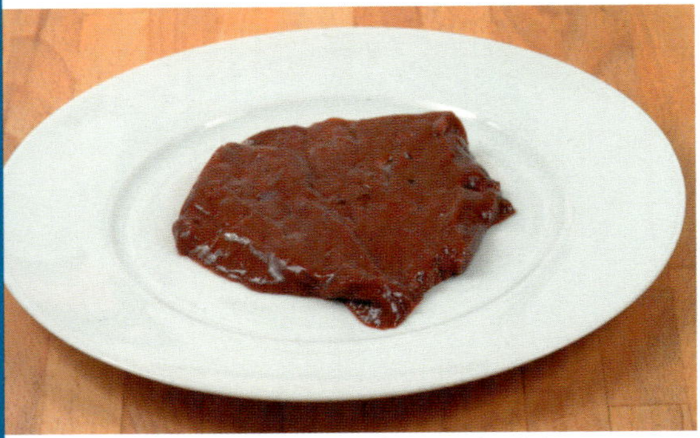

Attention à la viande crue : le ténia peut y pondre ses œufs © Lanceau/Cogis

petite vésicule remplie de liquide. Si un homme consomme de la viande parasitée, la larve se développe dans l'intestin et se fixe à la paroi grâce à son scolex. Cette larve devient adulte en 62 à 72 jours. *T. solium* peut persister très longtemps dans l'intestin (un cas de parasitose pendant 25 ans a été décrit).

Pour *T. saginata*, le cycle se déroule de la même façon. Le développement se fait en 60 à 75 jours. Les cysticerques dégénèrent assez rapidement et sont, pour la plupart, calcifiés 9 mois après l'infestation. L'homme s'infeste en consommant de la viande contenant des parasites encore viables (bœuf, cheval). Les parasites adultes sont présents 10 à 12 semaines après l'infestation et commencent à pondre. Il est cependant important de noter que toutes les régions anatomiques d'une carcasse peuvent être contaminées et que des localisations hépatiques, pulmonaires, encéphaliques sont possibles.

LES ANIMAUX TRANSMETTEURS : ANIMAUX DE RENTE ET CARNIVORES

L'ingestion des vers se fait par le toucher des animaux de compagnie et par les produits dérivés pour les animaux de rente.

LE MODE DE TRANSMISSION : INGESTION

L'homme contracte le tæniasis en consommant de la viande de porc ou de bœuf crue ou insuffisamment cuite. Les viandes ayant subi un salage et les viandes congelées dans de bonnes conditions sont sans risque alors que le fumage est sans action sur les cysticerques. Le risque est également présent pour les personnes travaillant dans les industries préparant des plats à base de viande crue. Les cysticerques peuvent rester viables pendant 9 mois chez les bovins et une quinzaine de jours dans les carcasses ; *C. cellulosæ* peut persister plusieurs années chez le porc et jusqu'à 1 mois dans sa carcasse. Les hôtes intermédiaires, porc ou bovins, s'infestent en consommant de l'eau ou des végétaux souillés par les œufs rejetés par l'homme. Les œufs de tænia peuvent être transportés par les cours d'eau sur de grandes distances, mais aussi par des oiseaux. Les insectes coprophages peuvent aussi participer à leur dissémination. Ce sont surtout les jeunes animaux, jusqu'à 4 ans, qui sont contaminés.

La cysticercose de l'homme due aux stades larvaires de *T. saginata* est très rare, alors que celle due aux stades larvaires de *T. solium* est plus répandue dans le monde. Cette infestation se produit par l'ingestion d'aliments ou d'eau contaminés par des embryophores, par ingestion d'œufs en cas de non-respect de l'hygiène, par léchage de doigts contaminés par des débris fécaux.

Dans le cas de cysticercose humaine

due aux larves de *T. hydatigena* du chat, l'homme se contamine à partir des œufs déposés sur les poils du chat, ces œufs étant libérés avec les segments au pourtour de l'anus et dispersés sur le pelage de l'animal par léchage.

LES SYMPTÔMES CHEZ L'ANIMAL : AUCUN

L'animal peut héberger le parasite sans exprimer de symptômes.

LES SYMPTÔMES CHEZ L'HOMME

Le tænia provoque de nombreux troubles intestinaux (nausées, vomissements, douleurs abdominales) et une anorexie parfois remplacée de façon paradoxale par une boulimie. Il s'y ajoute souvent des troubles nerveux (insomnie, céphalées, irritabilité, troubles visuels ou auditifs), une toux incessante, un prurit, une urticaire. Les anneaux blancs et plats facilement trouvés dans les selles confirment le diagnostic.

TRAITEMENT ET PRÉVENTION

Le traitement consiste en une vermifugation pour tuer le parasite.
En prévention, il convient de ne pas consommer de viande crue ou insuffisamment cuite. Une bonne hygiène personnelle et de l'environnement est nécessaire.

La dipylidiose

DÉFINITION : ZOONOSE PARASITAIRE

La dipylidiose est une zoonose helminthique relativement peu fréquente. Le parasite est un cestode des carnivores : *Dipylidium caninum*, dont l'hôte intermédiaire est la puce du chien ou celle du chat. L'homme est un hôte définitif accidentel (120 cas de dipylidiose humaine ont été répertoriés à travers le monde, la plupart chez de jeunes enfants). Il se contamine, comme le chien ou le chat, en ingérant des puces infestées. Irritabilité, perte de poids et anorexie sont les troubles observés chez l'enfant.
D. caninum, parasite cosmopolite, est le cestode le plus fréquent du chien.

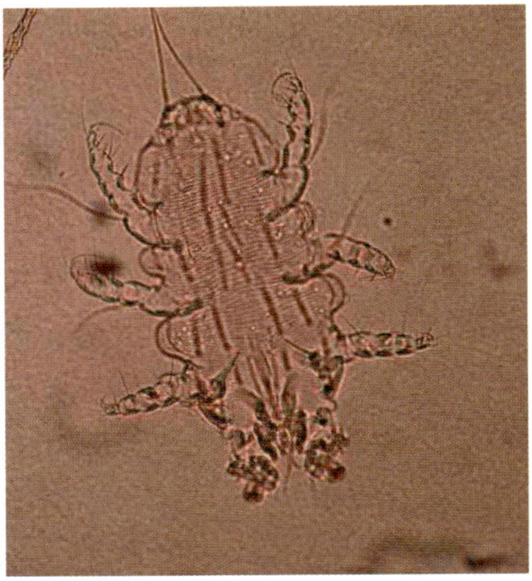

Pou sous microscopique © Dr T. Hazan

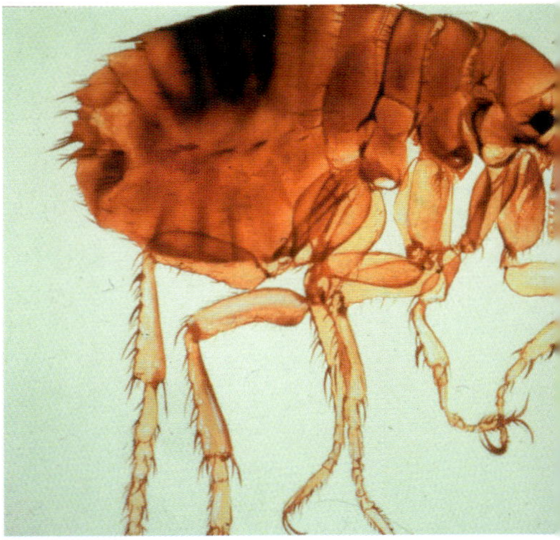

La puce, ennemi public n° 1 du chien © Photo de l'auteur

L'AGENT PATHOGÈNE : *DIPYLIDIUM CANINUM*

La dipylidiose est due aux larves du *Dipylidium caninum*, ver plat qui mesure de 20 à 80 cm de long pour 3 à 5 mm de large.
Les segments, après s'être détachés, sont expulsés à l'occasion des défécations de l'hôte définitif, ou forcent le sphincter anal de ce dernier, puis se désintègrent dans le milieu extérieur.
Les œufs y sont ingérés par les larves de puces du chien (*Ctenocephalides canis*) et du chat (*Ctenocephalides felis*). Les œufs sont libérés dans leur tube digestif, traversent la paroi intestinale et migrent dans la cavité générale.
L'hôte définitif est contaminé en ingérant une puce adulte infestée. Des segments sont éliminés dans ses selles 3 semaines après.

LES ANIMAUX TRANSMETTEURS : CHIEN ET CHAT

On rencontre les canidés : chien domestique, dingo, renard, lycaon…, les hyénidés et les félidés : chat domestique, chat sauvage.

Les puces des carnivores, les poux du chien et la puce de l'homme sont des hôtes intermédiaires.

LE MODE DE TRANSMISSION : VOIE DIGESTIVE

L'homme, comme les carnivores, s'infeste par voie digestive en ingérant des insectes qui renferment des larves. Les enfants, dont l'hygiène est précaire et qui ont un contact étroit avec les animaux domestiques, sont particulièrement touchés. Ils se contaminent en ingérant une puce ou en embrassant un chien qui vient d'écraser l'ectoparasite entre ses dents.

LES SYMPTÔMES CHEZ L'ANIMAL : AUCUN

L'infestation reste le plus souvent inapparente. Le prurit anal et l'engorgement des glandes anales sont fréquents : l'animal se lèche ou frotte son anus contre le sol, en avançant avec les antérieurs (signe du traîneau). Les manifestations digestives avec constipation ou diarrhée, et nerveuses avec des convulsions sont exceptionnelles.

La coproscopie macroscopique permet un diagnostic précis. Elle consiste à déceler les anneaux de cestodes dans les fèces et à observer leur taille et leur forme. La mise en évidence d'œufs (coproscopie microscopique) n'est pas fiable.

LES SYMPTÔMES CHEZ L'HOMME : IRRITABILITÉ, PERTE DE POIDS, BAISSE DE L'APPÉTIT

Les formes asymptomatiques sont habituelles. Chez l'enfant, on note une irritabilité nocturne, une anorexie et une perte de poids.

TRAITEMENT ET PRÉVENTION

La vermifugation curative est de mise.
En prévention, les carnivores domestiques devront aussi être régulièrement vermifugés, ainsi que traités contre les puces. Dans la mesure du possible, les larves des ectoparasites seront détruites dans l'environnement grâce à des diffuseurs d'insecticide.
Chez l'homme, il convient de veiller à la bonne hygiène des enfants qui sont au contact d'animaux domestiques.

La cryptosporidiose

DÉFINITION : PROTOZOOSE

Il ne s'agit pas véritablement d'une zoonose transmissible par les oiseaux à l'homme mais plus d'une maladie commune à l'homme et aux oiseaux.
C'est une protozoose principalement intestinale.
La cryptosporidiose provoque des pertes de poids dans les élevages aviaires. Découverte par Tyzzer en 1907, elle a été longtemps sous-estimée.
Elle est responsable de diarrhées néonatales chez de nombreux mammifères, de troubles respiratoires et digestifs chez les oiseaux et de gastro-entérites aiguës chez l'homme.

L'AGENT PATHOGÈNE : PROTOZOAIRE

Il s'agit d'un protozoaire appartenant au genre *Cryptosporidium*. Il ne résiste pas au gel ni à une température supérieure à 65 °C.
Pendant longtemps, on a cru qu'il y avait une espèce de *Cryptosporidium* particulière pour chaque espèce animale, puis des travaux ont montré qu'il n'existerait qu'une seule cryptosporidie capable d'infecter toutes les espèces.
Aujourd'hui, les auteurs semblent s'accorder sur l'existence de quatre espèces différentes.
Le parasite évolue selon un cycle qui se déroule entièrement dans le tube

LE PLUS DU SCIENTIFIQUE

Les cryptosporidies sont des parasites protozoaires intracellulaires, ovoïdes ou globuleux, de très petite taille. Elles se développent et se reproduisent dans les cellules épithéliales du système respiratoire, digestif et urinaire des vertébrés. Elles appartiennent au genre *Cryptosporidium* qui regroupe 4 espèces différentes :
– *Cryptosporidium parvum* à localisation intestinale présent surtout chez les mammifères. L'ookyste est de taille inférieure à 6 µm ;
– *Cryptosporidium muris* à localisation stomacale, moins fréquent et moins pathogène que le précédent, présent chez les mammifères. L'ookyste a une taille comprise entre 6 et 8 µm ;
– *Cryptosporidium meleagridis* localisé dans le dernier tiers de l'intestin grêle chez des oiseaux comme la caille et le dindon (à l'origine de troubles digestifs). L'ookyste a une taille de 5,2 µm environ ;
– *Cryptosporidium baileyi* localisé dans le cloaque (aucun signe clinique), dans l'appareil respiratoire (signes cliniques) chez des oiseaux comme le poulet, le dindon, le canard, l'oie et la mouette. L'ookyste a une taille de 6,6 µm.

Le cycle de *Cryptosporidium* est monoxène direct. Il s'effectue en 3 phases sans hôte intermédiaire, s'étalant sur une période variant de 2 jours à 2 semaines. On distingue :
– une phase de reproduction asexuée ou schizogonie ;
– une phase de reproduction sexuée ou gamétogonie ;
– une phase de formation d'un ookyste sporulé contenant 4 sporozoïtes nus sans sporocyste ou sporogonie. Deux types d'ookystes sporulés se forment : des ookystes sporulés à paroi mince et d'autres à paroi épaisse. Les ookystes à paroi mince sont responsables de l'auto-infection tandis que ceux à paroi épaisse seraient responsables de la transmission de la maladie à d'autres hôtes sensibles.
La paroi de l'ookyste se rompt et libère des sporozoïtes qui vont fusionner avec la cellule hôte.

digestif de l'homme et de nombreux autres mammifères (bovins, équins, carnivores).
Les ookystes sporulés sont éliminés avec les fèces du sujet infesté. Ils sont très résistants. Seules des températures élevées, le formol à 10 % et l'ammoniaque à 5 % les détruisent.
Leur développement est favorisé par la surpopulation et de mauvaises conditions sanitaires.

LES ANIMAUX TRANSMETTEURS : ANIMAUX DE RENTE

De nombreuses espèces de vertébrés sont affectées par cette protozoose. La maladie touche préférentiellement les animaux jeunes et les individus immunodéprimés.
Parmi les espèces sensibles, on dénombre les ruminants domestiques (bovins, buffle, chèvre, mouton) et sauvages (mouflon, antilope, gazelle), le porc, le cheval, les carnivores (chien, chat, raton laveur), des rongeurs et des lagomorphes (souris, cobaye, rat, écureuil, chinchilla, lapin et musaraigne), des simiens et des prosimiens (lémurs), l'espèce humaine, de nombreux oiseaux (poulet, dindon, faisan, caille, colin de Virginie, paon, canard, oie, mouette et perroquet ; parmi les gibiers, le faisan, la caille et le colin de Virginie sont particulièrement sensibles), des reptiles (serpents, lézards, tortues, caméléons) et des poissons (carpes, cichlidés).
Les rongeurs et les oiseaux jouent sans aucun doute un rôle important dans la dissémination de cette maladie.
Chien et chat, eux, constituent un réservoir mineur de la cryptosporidiose humaine.

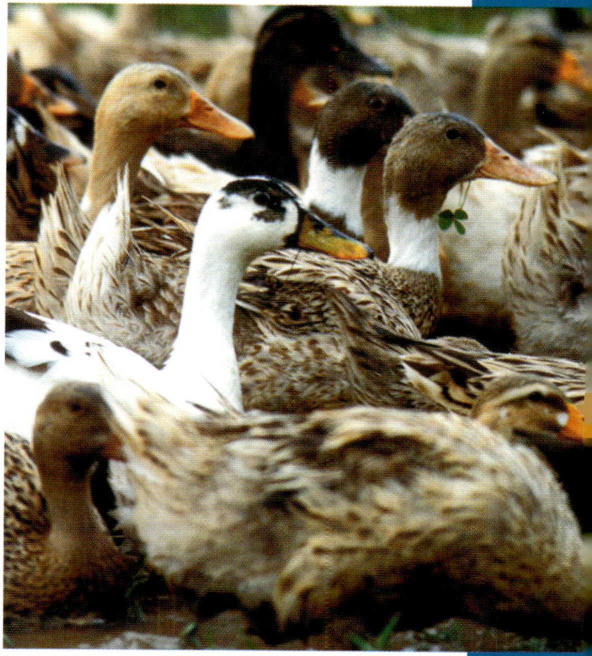

Le canard est l'un des oiseaux pouvant transmettre la cryptosporidiose

LE MODE DE TRANSMISSION : INGESTION

Les ookystes contaminants sont excrétés par les malades ou porteurs sains. La transmission interespèce est commune, et seules les transmissions croisées entre les oiseaux et les mammifères échouent dans la majorité des cas.
Les principales matières virulentes sont les matières fécales, plus rarement les sécrétions nasales et les expectorations en cas de forme pulmonaire chez l'homme et les oiseaux. Les vomissures (homme et suidés) ainsi que les sécrétions vaginales peuvent être aussi considérées comme des matières virulentes.
Chez les animaux, la contamination se fait par ingestion d'ookystes, et dès la naissance par léchage des litières souillées, du périnée des animaux émetteurs d'ookystes (contacts

oro-fécaux). Plus tard, c'est par l'ingestion d'aliments souillés que les animaux se contaminent. La contamination par inhalation de poussières chargées d'ookystes est possible et à relier avec les formes respiratoires.
Chez l'homme, la transmission est en général indirecte, par ingestion d'eau, d'aliments, de lait ou de produits au lait cru contaminés par des cryptosporidies, ou faible niveau d'hygiène, qui augmente les risques de contamination. La transmission interhumaine est commune (épidémie de crèche).
Les causes favorisantes de la pénétration digestives sont les affections virales et une immunodépression, en particulier le syndrome de déficience immunitaire acquise (sida).
Les chiens et les chats ont plusieurs fois été incriminés comme source de contamination de l'homme. Il est toutefois difficile de savoir si la transmission avait eu lieu de l'animal à l'homme, de l'homme à l'animal ou si la source était commune (eau par exemple).
Les espèces sensibles aux cryptosporidioses respiratoires peuvent contracter la maladie par voie aérienne.

Les symptômes chez l'animal : divers

Surtout chez les jeunes animaux : diarrhée liquide, jaunâtre et abondante, perte de poids.
Porcelet de moins de 15 jours : des vomissements s'ajoutent à ces symptômes.
Chez les oiseaux en général, des manifestations respiratoires.
Dindonneau et poussin : signes d'infection respiratoire.
Il existe :
– une forme respiratoire due à *Cryptosporidium baileyi :* de la dyspnée, des écoulements nasaux, de la toux et une perte de poids sont observés. Dans les élevages atteints, la morbidité et la mortalité augmentent. Chez les oiseaux morts, les muqueuses respiratoires sont hyperémiées. Les cryptosporidioses sont une des principales causes d'affections respiratoires chez les volailles ;
– une forme digestive : plus rare et plus sévère, elle touche plus précisément des espèces comme la caille, le dindon, l'oie, le colin de Virginie et les psittacidés. L'entérite est grave, les taux de morbidité et de mortalité importants. Un portage asymptomatique dans le cloaque ou la bourse de Fabricius est possible. L'animal est affaibli, les plumes sont ébouriffées, souillées par les matières fécales au niveau du cloaque, signant une diarrhée.
Les cryptosporidies sont parfois associées à d'autres agents pathogènes comme les réovirus, le virus de la maladie de Marek, *Mycoplasma galilsepticum*, *Bordetella avium* avec une action synergique aggravante.

Le portage asymptomatique est fréquent. Les manifestations cliniques apparaissent plutôt chez les sujets immunodéprimés ou lorsqu'une infection concomitante est présente.
Anorexie chronique, perte de poids et diarrhée (de l'intestin grêle) persistante sont les signes les plus constants.

Les symptômes chez l'homme : diarrhée

L'incubation varie de 3 à 12 jours, puis le patient est atteint d'une diarrhée profuse et liquide associée ou non à des douleurs abdominales, des vomissements et un syndrome fébrile. Parfois, on observe dans les selles liquides du sang ou du mucus.

Les manifestations cliniques peuvent persister 15 jours ou plus dans certains cas, et sont accompagnées d'un retard de croissance. Une pancréatite aiguë, des arthrites, un syndrome hémolytique et urémique, des signes respiratoires sont possibles lors de cryptosporidiose.

LE TRAITEMENT

Les thérapeutiques ont pour but de détruire le parasite, de diminuer son pouvoir pathogène par des traitements spécifiques et symptomatiques, en premier lieu une réhydratation par voie orale ou entérale. Des repas énergétiques et hypolipidiques sont recommandés, auxquels on pourra adjoindre l'utilisation de pansements et de topiques gastro-intestinaux.

On peut utiliser des anticoccidiens, des antibiotiques et antibiomimétiques (sulfamides spiramycine et autres aminosides sont assez efficaces) associés à une polyvitaminothérapie. Ce traitement n'est en fait valable que chez des sujets non encore malades. Le traitement est essentiellement symptomatique et repose sur la compensation des pertes hydriques et nutritionnelles liées à la diarrhée. Il passe aussi, si c'est réalisable, par l'arrêt d'un traitement immunosuppresseur. Il n'existe pas de traitement curatif à ce jour : ainsi, le lactate d'halofuginone, efficace chez les bovins, n'est pas utilisé chez l'homme en raison de sa toxicité. Des guérisons ont été rapportées après traitement par l'eflornithine, le diclazuril ou chez des patients traités par l'AZT (azidothimidine).

Aucune molécule n'est réellement efficace. Celles qui sont employées ne détruisent pas le parasite mais permettent la régression des manifestations cliniques. Chez l'homme sont administrés des macrolides, des lincosamides comme la clindamycine, la paromomycine (un aminoside). L'azithromycine représente peut-être une solution intéressante. Chez le chat, la paromomycine a permis de stopper l'élimination d'ookystes.

LA PRÉVENTION

Chez les oiseaux

La prévention repose sur :
- un enlèvement régulier des fientes ;
- une séparation des espèces et la réalisation d'un vide sanitaire entre les bandes ;
- un nettoyage et une désinfection des habitats des animaux par des moyens appropriés, efficaces sur les cryptosporidies (fumigations de formol, d'ammoniaque). On peut aussi traiter les eaux avec de l'ozone (0,4 mg/l pendant 6 minutes) ;
- la lutte contre les rongeurs et autres animaux nuisibles pouvant transmettre la cryptosporidiose ;
- un traitement rapide des sujets contaminés lors d'isolement d'ookystes dans les fientes (sulfamide, spiramycine).

Chez l'homme

Elle est sanitaire et repose sur :
- des mesures d'hygiène strictes, surtout dans les professions exposées au risque de transmission (éleveurs, vétérinaires, personnel hospitalier ou de crèche) ;
- une désinfection soignée des zones souillées (traitement pendant 30 minutes au formol à 10 %, à l'ammoniaque à 50 % ou à l'eau oxygénée à température ambiante, congélation à – 20 °C, chauffage à + 65 °C pendant au moins 30 minutes permettent l'inactivation des ookystes).

La trichinellose

Définition : zoonose parasitaire

Cette maladie touchant un grand nombre de mammifères est due à un petit nématode filiforme : *Trichinella spiralis*. La trichinellose est une zoonose d'origine alimentaire. L'homme s'infeste en consommant de la viande de porc ou d'herbivores, ou des produits à base de viande de ces animaux, crue ou insuffisamment cuite. L'homme constitue un cul-de-sac évolutif puisque les cadavres humains ne sont pas, à part dans certaines tribus d'Afrique, abandonnés aux carnivores sauvages.

L'agent pathogène : *Trichinella spiralis*

Le cycle est très particulier. Le parasite peut vivre sous deux formes différentes chez un même hôte : une forme larvaire dans le muscle strié essentiellement, et une forme adulte dans l'intestin grêle.

Le transmetteur : la viande

Ce ne sont pas les animaux qui sont des réservoirs directs, mais les produits à base de viande.

Le mode de transmission : ingestion de viande

Lors de l'ingestion de viande infestée par un carnivore ou un omnivore, les larves sont libérées par digestion de la capsule et du tissu musculaire qui les contenait. Ces larves deviennent des adultes en 4 à 5 jours après fixation dans les villosités et les cryptes glandulaires de l'intestin. Les femelles fécondées pondent des larves du premier stade 4 à 7 jours après la consommation de viande parasitée, et la ponte se poursuit pendant plusieurs semaines. Les larves traversent la paroi intestinale et pénètrent dans le système lymphatique d'où elles gagnent la veine cave supérieure, puis le cœur droit, et sont alors dispersées dans divers tissus et organes ; cependant, elles y restent peu de temps et réintègrent le système circulatoire puis sortent des capillaires pour se loger dans les muscles striés, où elles vont s'enkyster. Certaines larves ne migrent pas vers les muscles, mais restent dans d'autres organes ou tissus : foie, poumons, testicules, encéphale, myocarde ou muscles lisses, où elles meurent rapidement. Les parasites se localisent dans des sites d'élection comme les piliers du diaphragme, les masséters, la langue, les muscles oculaires, les muscles dorsaux et lombaires. Le parasite s'enveloppe dans une capsule environ deux semaines après l'infestation. L'enkystement est complet après 5 à 6 semaines et le kyste trichineux a la forme d'un petit citron dans lequel la larve est enroulée en spirale. Les larves ainsi encapsulées peuvent vivre des années dans le tissu musculaire mais une calcification intervient généralement à partir du quinzième mois. De même, les larves restent infestantes pendant 2 à 3 mois dans du tissu putréfié. Elles sont également résistantes à la dessiccation, au salage et au fumage. Le cycle principal domestique s'effectue entre les porcs et les rongeurs, mais les carnivores domestiques et sauvages peuvent s'y insérer. Le parasite se transmet entre les porcs par ingestion de déchets contenant des fibres musculaires de porc (déchets de cuisine, d'abattoirs...), ou par l'ingestion de cadavres d'animaux comme les rats, qui peuvent être fréquents dans les élevages peu modernes. Le chien, le chat et le rat s'infestent de la même façon que le porc. Enfin, les herbivores, bien que ne consommant pas naturellement de la viande, peuvent s'infester. Ces herbivores peuvent très bien ingérer des rats déchiquetés avec les préparations de grains ou de fourrages. Une source de contamination *post mortem* est envisageable par souillure avec des couteaux coupant successivement de la viande de porc parasitée puis de la viande d'herbivore ; ou lors de l'ensachage des saucisses dans une tunique de porc puisque les trichines peuvent se loger dans la musculature lisse.

LES SYMPTÔMES CHEZ L'ANIMAL : AUCUN

Le parasite n'entraîne aucun symptôme chez l'animal.

LES SYMPTÔMES CHEZ L'HOMME : TROUBLES DIGESTIFS

La maladie chez l'homme ne s'exprime pas chez tous les sujets. La forme clinique est le résultat du parasitisme par plusieurs larves. La période d'incubation varie de 2 à 40 jours, mais la moyenne se situe autour de 10 jours. La première phase de l'infestation est intestinale, et se manifeste par de l'anorexie, des nausées, des vomissements, des coliques et de la diarrhée. Puis le tissu musculaire est envahi en une dizaine de jours après l'ingestion de viande parasitée. On observe un œdème des paupières (85 % des cas), des myalgies, des céphalées, de la fièvre pendant plusieurs jours, des frissons et des sudations. On peut également observer, dans une proportion très faible, des symptômes respiratoires ou neurologiques. Cette cohorte de signes dure environ 10 jours en cas d'infestation faible mais peut persister plusieurs mois en cas d'infestation massive ; les myalgies persistent en général plusieurs mois. La mortalité est le plus souvent inférieure à 1 %.

Endoscopie de colites chroniques avec ulcères © F. Dargent

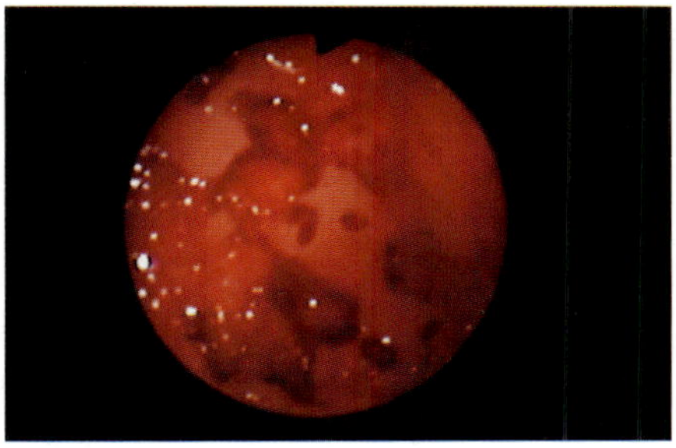

LE TRAITEMENT

Il faut réhydrater le plus souvent possible.

LA PRÉVENTION

Pour éviter une trop grande contamination dans les élevages de porcs, une dératisation régulière doit être effectuée. On ne peut pas éliminer totalement le risque pour l'homme puisqu'il existe un cycle sauvage. Des examens sont faits par les services vétérinaires sur les carcasses de porcs par trichinoscopie ou par digestion pepsique, cette dernière technique étant plus précise. Les carcasses ne sont pas toutes inspectées, et on réalise le plus souvent des sondages. Le problème est autre quand un particulier élève et abat lui-même son animal sans inspection vétérinaire, ou quand un chasseur consomme de la viande de sanglier.

La trichuriose

DÉFINITION : ZOONOSE PARASITAIRE

Les maladies transmises de l'animal à l'homme sont dues à *Trichuris vulpis* parasitant le gros intestin du chien et du renard, et *Trichuris suis* parasitant le porc et le sanglier.
T. vulpis a pu être identifié dans un petit nombre de cas chez l'homme, notamment en Italie et en Roumanie, ce nombre de cas ne dépassant pas une vingtaine pour l'Europe.

L'AGENT PATHOGÈNE : *TRICHURIS*

Les femelles pondent des œufs qui sont évacués dans les matières fécales. Les larves contenues dans les œufs se développent, dans des conditions adéquates de température et d'humidité, pour atteindre le stade infestant. Les animaux s'infestent en ingérant les œufs embryonnés ; les larves libérées dans l'intestin vont se localiser dans les cryptes glandulaires pendant une durée de 2 à 10 jours, puis elles se déplacent vers le gros intestin où elles deviendront adultes. Les femelles commencent à pondre 3 mois environ après l'infestation de l'hôte pour *T. vulpis*, 6 à 7 semaines pour *T. suis*.
Les animaux transmetteurs sont le chien, le renard, le porc, le sanglier…
On ne remarque aucun symptôme chez les animaux parasités.
La transmission, orale, est due à un contact trop rapproché avec l'animal de compagnie, c'est-à-dire un manque d'hygiène de la part de l'homme.

LES SYMPTÔMES CHEZ L'HOMME

La plupart des infestations sont trop peu importantes en nombre pour déterminer un état pathologique. Au contraire, des parasites en grand nombre sont susceptibles de provoquer des douleurs abdominales, des diarrhées accompagnées ou non de sang. Un cas de larva migrans dans le poumon a également été signalé.
Malgré l'infestation parfois importante de nos carnivores, les cas humains sont peu nombreux mais la détérioration des conditions sanitaires dans certaines catégories de la population pourrait augmenter le risque de parasitose.

LA PRÉVENTION

De bonnes conditions d'hygiène de l'environnement et d'hygiène personnelle, l'élimination des matières fécales sont autant de mesures pour éviter l'infestation.

Les trichostrongylioses

DÉFINITION : ZOONOSE PARASITAIRE

Plusieurs espèces de *Trichostrongylus* sont les agents de ces parasitoses, ainsi que les parasites des genres *Ostertagia* et *Hæmonchus*.

L'AGENT PATHOGÈNE : *TRICHOSTRONGYLUS*

Les œufs sont évacués avec les matières fécales. Dans des conditions favorables de température, d'humidité et d'oxygénation, la larve va éclore en 1 à 2 jours. Après deux mues, cette larve devient infestante. Suite à l'ingestion par un hôte réceptif, ruminant principalement, la larve de troisième âge se transforme en adulte dans le tube digestif (duodénum et iléon ; dans l'estomac pour *Trichostrongylus axei*) et la ponte commence (une vingtaine de jours après l'infestation pour *T. axei*).
Les larves se trouvant dans le milieu extérieur peuvent s'enfoncer dans le sol si les conditions du biotope ne sont pas satisfaisantes et ressortir quand celles-ci deviennent optimales. L'évolution exogène se fait principalement au pâturage mais peut également se dérouler dans des écuries, des cours de ferme ou dans les litières où sont stationnés les animaux.

LES TRANSMETTEURS : RUMINANTS ET MILIEU EXTÉRIEUR

Ce sont surtout les végétaux des pâtures qui sont sources de contamination.

LE MODE DE TRANSMISSION : INGESTION

Les espèces les plus fréquemment rencontrées en Europe sont *T. colubriformis* d'origine ovine et *T. axei* d'origine bovine et ovine. Quelques cas ont été signalés en Europe, notamment en Allemagne, en Hongrie, en Tchécoslovaquie et en France. L'homme s'infeste en consommant des végétaux crus porteurs de larves infestantes et provenant de pâtures où les ruminants ont déféqué. Une autre modalité d'infestation peut être envisagée quand l'homme et les ruminants entretiennent un contact étroit dans les bergeries ou les étables. Ces affections ont donc principalement une répartition rurale, bien que des citadins puissent être contaminés si les végétaux présentés sur les marchés sont souillés. Cette zoonose est plutôt rare, mais les infestations étant le plus souvent asymptomatiques, en particulier chez l'animal, le diagnostic n'est alors porté que lors de recherches d'autres parasites.

LES SYMPTÔMES CHEZ L'HOMME

Les parasites se trouvent au niveau du duodénum et du jéjunum chez l'homme et ne déterminent pas ou très peu de symptômes le plus souvent. Lors d'infestations intenses, des troubles digestifs avec diarrhée, douleurs abdominales et amaigrissement peuvent être observés, une anémie pouvant les accompagner. L'infestation peut s'étendre sur plusieurs années.

LA PRÉVENTION

Il est préférable de bien laver les légumes et les végétaux destinés à être consommés crus ; il faut également assurer une bonne hygiène personnelle.

Les staphylococcies

DÉFINITION : ZOONOSE BACTÉRIENNE

Cette maladie doit son importance :
– à la présence considérable de staphylocoques dans le milieu extérieur ;
– à la possibilité de transmission du germe des animaux à l'homme même si elle reste rare. Toutefois les staphylocoques affectent régulièrement l'homme et les animaux (mammifères, oiseaux). Chez l'homme, la maladie se traduit principalement par une intoxication alimentaire (entérotoxine staphylococcique).

Cruel chant du coq

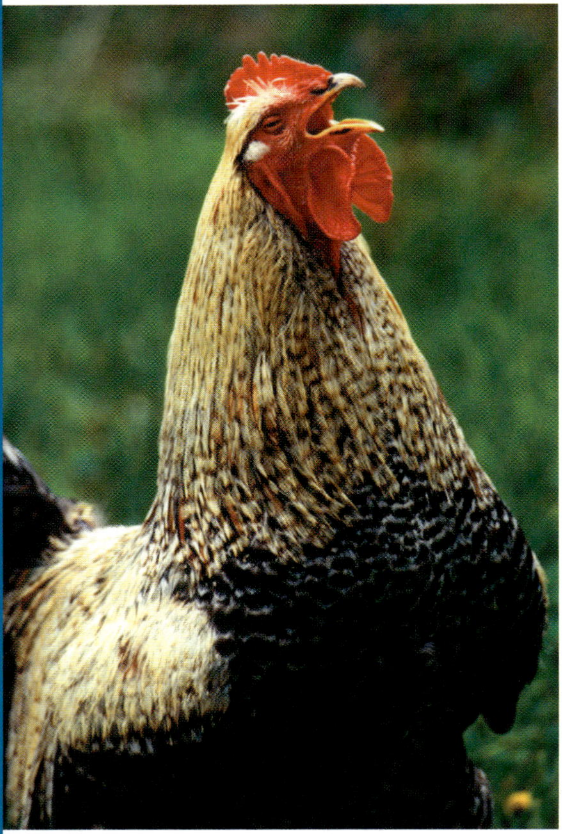

L'AGENT PATHOGÈNE : STAPHYLOCOQUE

Découverts par Pasteur, les staphylocoques sont des coques Gram positif. Le genre *Staphylococcus* comprend une vingtaine d'espèces.

LES ANIMAUX TRANSMETTEURS : MAMMIFÈRES ET OISEAUX

De nombreux mammifères sont sensibles à l'infection staphylococcique : chien, chat, ruminants, cheval. Quant aux oiseaux, la plupart des espèces et notamment toutes les espèces aviaires sont aussi sensibles. Le réservoir est considérable.
Il est représenté par les porteurs sains (oiseaux, l'homme surtout) qui hébergent *Staphylococcus aureus* sur la peau, dans les cavités nasales et buccales.

LE MODE DE TRANSMISSION : INHALATION ET INGESTION

Les sources de l'agent infectieux sont représentées bien sûr par les oiseaux malades, les porteurs apparemment sains et surtout les hommes.
Les staphylocoques sont retrouvés sur la peau, dans les fientes et les selles, dans les sécrétions nasales.
Que ce soit chez les oiseaux ou chez l'homme, le mode de transmission est principalement indirect, par l'intermédiaire de l'air, des poussières, des vêtements, des aliments.
L'intoxication alimentaire est due à l'ingestion d'aliments souillés par des staphylocoques pathogènes qui ont pour origine :

– une infection des denrées animales du vivant de l'animal ou à l'abattoir ;
– plus souvent une contamination humaine lors de la manipulation des aliments par une personne porteuse de staphylocoques (porteur sain ou personne présentant par exemple un abcès). Les staphylocoques vont pouvoir se développer s'ils trouvent des conditions favorables (température supérieure à 10 °C, salinité faible, teneur des aliments en eau importante). Ils produisent alors des entérotoxines thermostables (jusqu'à 100 °C) et résistantes aux sucs digestifs.

LES SYMPTÔMES CHEZ L'ANIMAL : ABCÈS

Les oiseaux présentent en premier lieu de la fièvre, des plumes ébouriffées, ils rechignent à se déplacer. L'évolution peut être mortelle.

LES SYMPTÔMES CHEZ L'HOMME : ABCÈS, INTOXICATION

Les staphylococcies à *Staphylococcus aureus* sont de loin les plus fréquentes chez l'homme.
Parmi les formes cliniques les plus répandues, on observe :
– des infections cutanéo-muqueuses et sous-cutanées : ce sont de loin les plus fréquentes. Elles se présentent sous forme de folliculites pouvant s'étendre en profondeur (furoncle, anthrax, cellulite), de panaris, d'impétigo, d'abcès mammaires, d'infections localisées aux yeux (conjonctivites), à la sphère génitale (salpingites, abcès pelviens), aux voies aériennes supérieures (sinusites) ;
– des septicémies aiguës ou chroniques succédant le plus souvent à une infection passée inaperçue. Elles

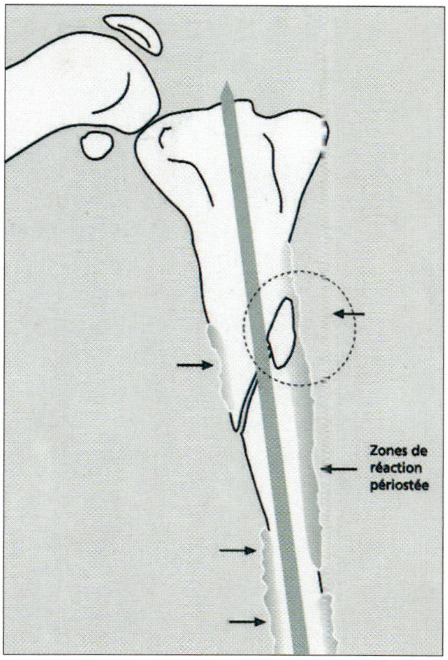

Ostéomyélite © Jordi Franch

peuvent se compliquer d'une endocardite, d'une méningite, de pneumonies touchant aussi bien l'adulte que l'enfant ;
– des troubles neurologiques : anévrisme infectieux se rompant au cours de l'endocardite, méningite à *Staphylococcus aureus* ;
– des infections ostéo-articulaires fréquentes : ostéomyélites, arthrites ;
– des syndromes toxiniques se présentant sous 3 formes : une gastroentérite staphylococcique marquée par des vomissements et un syndrome cholériforme survenant 1 à 6 heures après le repas. Elle est due à l'entérotoxine B ; le syndrome du choc toxique staphylococcique ; le syndrome des enfants ébouillantés caractérisé par un érythème scarlatiforme évoluant en 48 heures vers une exfoliation de l'épiderme. Dans le cas de ces deux derniers syndromes, l'antibiothérapie est justifiée.

LE TRAITEMENT

Une antibiothérapie sera mise en place après réalisation d'un antibiogramme, en prenant soin d'utiliser, en attendant les résultats de l'antibiogramme, une association synergique d'antibiotiques bactéricides (association de quinolones ou pénicilline M – aminosides).
Le traitement antibiotique s'avère dans certains cas inutile (gastroentérite staphylococcique).
Du fait de la polyrésistance de ce germe, le traitement est souvent rendu difficile.

LA PRÉVENTION

Elle repose :
– sur un respect strict des règles d'hygiène élémentaires (lavage soigneux des mains entre chaque manipulation, désinfection soigneuse des plaies avec de la chlorhexidine) ;
– sur l'inspection des carcasses, l'analyse bactériologique des produits alimentaires transformés et cuits, la réfrigération des denrées pour éviter la multiplication des bactéries et la formation de toxines, des enquêtes épidémiologiques lors d'une toxi-infection alimentaire collective.

Les candidoses

DESCRIPTION

Les candidoses font partie des mycoses digestives et buccales. Les candidoses animales peuvent être transmises aux enfants. Ces mycoses sont provoquées par des levures, principalement *Candida albicans*.
Les animaux transmetteurs (animaux de compagnie) présentent surtout des otites à *Candida*. La transmission se fait alors par contact ou par voie orale (mauvaise hygiène).

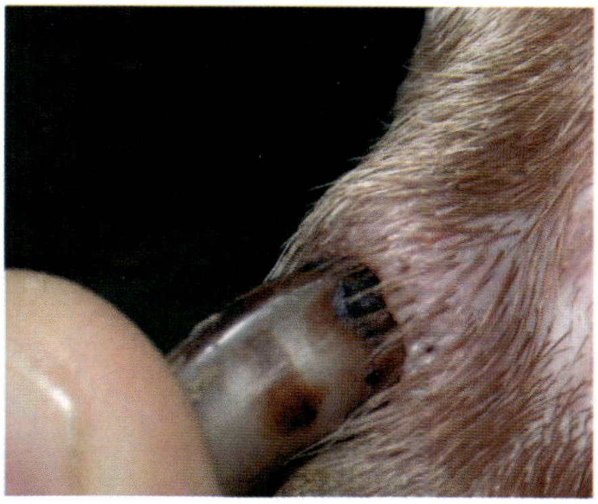

Onyxis : périonyxis © Dr T. Hazar

LES SYMPTÔMES CHEZ L'ANIMAL : STOMATITE, OTITE

Chez les carnivores, on distingue des candidoses superficielles (otites, conjonctivites) et des candidoses internes, en particulier digestives (stomatites, entérites) ou plus rarement respiratoires, génitales ou urinaires.
Au niveau cutané, on observe une inflammation des zones atteintes avec un dépôt blanchâtre et de fortes démangeaisons.
Les otites externes dues à *Candida albicans* sont très fréquentes. La stomatite candidienne (muguet) se traduit par des taches blanchâtres pouvant aller jusqu'à plusieurs centimètres de diamètre au niveau de la langue et des joues. Un déséquilibre de la flore intestinale peut être à l'origine d'une entérite à levures rebelle aux traitements usuels et nécessitant une analyse de selles pour le diagnostic. Les candidoses urinaires peuvent provoquer des cystites.

LES SYMPTÔMES CHEZ L'HOMME

Le *Candida albicans* est responsable du muguet buccal du nourrisson qui provoque des troubles de la succion et de la déglutition. Non traitée, la candidose buccale se propage à tout le tube digestif, provoquant diarrhée, vomissements et érythème fessier.
L'intertrigo est l'infection candidosique des plis cutanés : aines, aisselles, commissures labiales (perlèche).
Le « pied d'athlète » (intertrigo des orteils) peut être provoqué par le *Candida albicans* aussi bien que par un dermatophyte. L'infection des ongles (onyxis et périonyxis) est également relativement fréquente.

TRAITEMENT ET PRÉVENTION

Le traitement repose essentiellement sur la mycostatine ou l'amphotéricine B (Fungizone).
La prévention consiste en une hygiène personnelle correcte.

Zoonoses à expressions cutanées

Appellation	*Agent*	*Réservoir*	*Transmission*	*Symptômes*
Teigne	Champignons dermatophytes : *Microsporum* *Trichophyton*	Animaux domestiques Chat : porteur sain	Contact	Lésions rondes sans poils
Pulicose	Puces	Tous	Contact, piqûres	Prurit, lésions
Cheyletiellose	*Cheyletiella*	Chat/Chien	Contact	Dermatite
Gales	Acariens	Tous	Contact	Papules
Staphylococcies				
Rouget	Bacille *Erysipelothrix rhusiopathiæ*	Porc	Manipulation, contact	Plaques rouges
Pasteurellose	*Pasteurella multocida*	Oiseaux Rongeurs Porc	Contact, eau	Plaie cutanée
Candidose	*Candida albicans*	Animaux domestiques	Voie orale ou par contact	Stomatite, otite
Maladie des griffes du chat	*Bartonella heuselœ*	Chat	Griffure	Lésion cutanée
Larva migrans cutanée	Ankylostomes domestiques	Carnivores	Voie transcutanée	Trajet érythémateux

La teigne

Définition : mycose

On appelle teigne des mycoses dues à des champignons, les dermatophytes, de deux genres principaux : *Microsporum* et *Trichophyton*.
La plupart des mammifères peuvent être atteints par des champignons. Les mycoses sont très contagieuses entre animaux (de la même espèce ou d'une espèce à l'autre), ainsi que de l'animal à l'homme.
L'enfant est particulièrement exposé du fait des contacts étroits qu'il a souvent avec l'animal.

L'agent pathogène : champignon

Les champignons sont capables de résister, de vivre et de se reproduire dans le milieu extérieur. Les teignes parasitent aussi bien les animaux de compagnie que les animaux de rente ou les chevaux.

Les parasites d'origine animale retrouvés chez l'homme sont dans la plupart des cas *Microsporum canis* et *Trichophyton mentagrophytes*, mais d'autres champignons peuvent être découverts : *Trichophyton verrucosum*, *Microsporum equinum*, *Microsporum nanum*…
On peut aussi trouver chez le chien *M. persicolor* et *T. quinckeanum*.
Chez le chat, on trouve les mêmes champignons, mais cet animal représente le principal réservoir de *Microsporum canis* alors que la maladie est souvent inaperçue chez lui : le chat est dit « porteur sain ».

Les animaux transmetteurs : porteurs sains

Le chat est un porteur sain : cette notion est très importante car elle permet de comprendre comment les

LES DIFFÉRENTS CHAMPIGNONS

	Dermatophytes	***Réservoir principal***	***Espèce de carnivore domestique***	***Contamination humaine***
Microsporum	*M. canis*	Chien, chat		++
	M. persicolor	Campagnol	Chien, chat	+
	M. gypseum	Sol	Chien, chat	+
	M. nanum	Porc, sol	Chien	+
Tricophyton	*T. mentagrophytes*	Rat, souris	Chien, chat	++
	T. erinacei	Hérisson	Chien	+
	T. quinckeanum	Souris	Chat	+
	T. verrucosum	Bovins	Chien, chat	+
	T. simii	Volailles, petits mammifères, singes	Chien	+
	T. terrestre	Sol	Chien, chat	+
	T. equinum	Cheval	Chien, chat	+/–
	T. gallinœ	Volailles	Chien, chat	+

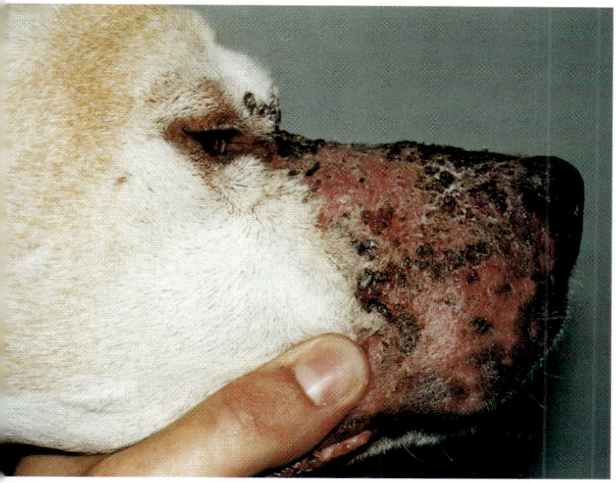

Teigne surinfectée © Dr E. Bensignor

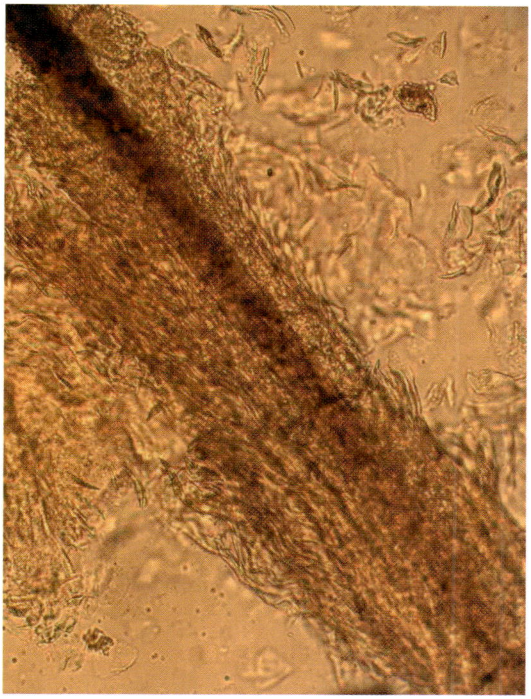

Poil teigneux sous microscope © Dr T. Hazan

LE MODE DE TRANSMISSION : CONTACT

La transmission à l'enfant se fait à partir d'autres enfants (dermatophytes anthropophiles) ou d'animaux (chien, chat dermatophytes zoophiles). La contamination par le sol (dermatophytes géophiles) est possible. Ces mycoses superficielles étant très contagieuses, la connaissance du dermatophyte en cause et par conséquent du mode de contamination est nécessaire pour lutter contre la propagation de la maladie. En effet, une teigne anthropophile implique des mesures d'éviction et un dépistage familial et scolaire plus impératifs qu'une teigne zoophile. C'est dire l'importance du prélèvement mycologique.

La transmission à l'enfant est plus fréquemment observée lors de teigne du jeune animal que de l'adulte. Elle s'effectue par contact direct, mais aussi indirectement à partir d'un environnement déjà contaminé, les poils pouvant rester contagieux plusieurs mois.

Certaines catégories professionnelles sont plus touchées par les dermatophyties : les vétérinaires, les palefreniers, les vachers et toutes les personnes vivant en contact étroit avec les animaux. Les enfants seraient plus susceptibles de contracter la maladie étant donné leurs rapports affectifs avec les animaux domestiques.

maîtres sont contaminés sans que le chat ne présente de lésions.

En cas de lésions sur l'homme, il faut contrôler le chat de la maison (lampe de Wood ou prélèvement de poils).

LES SYMPTÔMES CHEZ L'ANIMAL : DÉPILATIONS RONDES

Il existe un taux important de portage sain, en particulier chez les chats de race persan, ainsi que chez les cobayes (*T. mentagrophytes* chez

30 % des cobayes). Les symptômes les plus fréquemment observés sont des dépilations à bords nets, rondes, rarement prurigineuses (démangeaisons), et parfois suppurées, avec formation ou pas d'une croûte. Le diagnostic s'effectue par mise en culture de poils, examen à la lampe de Wood (pour *Microsporum*), ou par biopsie cutanée.

Les symptômes chez l'homme : lésions rondes

Les lésions peuvent se présenter classiquement sous forme de dépilations rondes non ou faiblement prurigineuses, avec de l'érythème et éventuellement des vésicules. Parfois, les lésions sont rouges, indurées, œdémateuses sous forme de kérions. Les localisations les plus fréquentes sont le visage, les extrémités des membres ou le cuir chevelu. *M. canis* provoque habituellement de multiples plaques ; *T. mentagrophytes* et *T. verrucosum* engendrent des plaques érythémateuses et suintantes avec des petites pustules pouvant être confondues avec une infection à *Staphylococcus*. Trois types de teignes du cuir chevelu sont connus, mais au début toutes les teignes se présentent sous le même aspect : de petites plaques squameuses parfois légèrement érythémateuses. L'examen en lumière de Wood et le laboratoire sont les moyens de diagnostic précoce. Ce n'est qu'après trois semaines que l'aspect devient caractéristique avec atteinte du cheveu.

Les teignes tondantes à grandes ou petites plaques

Elles atteignent rarement l'enfant avant 3 ans mais sont fréquentes entre 3 et 10 ans. Une plaque squameuse constitue la lésion sur laquelle les cheveux parasités sont cassés court et tous de la même longueur. Le contour de chaque plaque est bien limité. Progressivement, les teignes tondantes s'étendent en l'absence de traitement mais guérissent toujours sans alopécie cicatricielle. On distingue les teignes tondantes à grandes plaques et les teignes tondantes à petites plaques.

Les teignes tondantes à grandes plaques sont dues à des microspores. Le chat et le chien sont les vecteurs. Les plaques sont peu nombreuses et mesurent de 2 à 4 cm de diamètre. À leur niveau, les cheveux sont cassés à 3 ou 4 mm et recouverts de squames poudreuses grisâtres. En lumière de Wood, les cheveux parasités sont verts et fluorescents.

Les teignes tondantes à petites plaques sont dues aux trichophytes. Les plaques sont petites (1 cm) et les cheveux sont cassés très courts (1 à 2 mm), englués dans des squames. Au sein de la plaque, tous les cheveux ne sont pas cassés. Les limites des plaques ne sont pas très nettes. Le cheveu parasité n'est pas fluorescent en lumière de Wood.

Les teignes suppuratives

Une plaque érythémato-squameuse atteignant plusieurs centimètres de diamètre se développe. Vers le 15e jour, cette plaque se surélève en bloc et prend un aspect inflammatoire et pustuleux.

Les cheveux restants peuvent être extraits par simple traction et ne sont pas fluorescents en lumière de Wood. Le kérion guérit tout seul en quelques semaines sans cicatrice importante et laisse une immunité durable.

LE TRAITEMENT

Le traitement, local et général, est poursuivi 4 à 6 semaines. La coupe des cheveux s'impose pour permettre un traitement efficace, mais le rasage n'est pas souhaitable car il est responsable de petites plaies qui facilitent la pénétration des dermatophytes dans l'organisme.

Le traitement général repose sur la griséofulvine, à prendre au cours de repas riches en graisses pour en favoriser l'absorption.

La durée du traitement est de 4 à 6 semaines.

Le traitement local associé fait appel aux dérivés imidazolés en pommade ou en crème qui sont fongicides, après la toilette avec un shampoing antiseptique. Le traitement est appliqué deux fois par jour et le shampoing est quotidien.

L'arrêté du 14 mars 1970 précise que l'éviction scolaire doit être poursuivie jusqu'à l'obtention d'un prélèvement mycologique négatif. Cette éviction scolaire qui pouvait se discuter il y a quelques années, puisque l'agent le plus souvent en cause était *Microsporum canis* (peu ou pas contagieux d'enfant à enfant), doit être systématique aujourd'hui.

En cas de parasitisme microsporique (fluorescence à la lumière de Wood positive), l'enfant est exclu de l'école mais il peut y retourner après 8 jours si le laboratoire a isolé *Microsporum canis*.

En cas de parasitisme anthropophile, l'enfant est exclu de l'école jusqu'à sa guérison, en général après 3 ou 4 semaines de traitement.

Une enquête épidémiologique doit être effectuée afin de rechercher l'agent contaminateur (chat, etc.). L'animal doit être confié au vétérinaire. L'enquête familiale est indispensable pour les teignes anthropophiles.

La déclaration aux services de santé est obligatoire.

LA PRÉVENTION

Les malades et les animaux en contact avec eux doivent être isolés et traités jusqu'à ce que les cultures deviennent négatives. La griséofulvine est préconisée à titre prophylactique chez les sujets à risques (atteints ou non) pendant 10 à 14 jours.

Afin de prévenir une contamination par *M. persicolor* et *T. mentagrophytes*, il est préférable d'éviter les contacts avec les rongeurs.

La pulicose

DÉFINITION : ZOONOSE PARASITAIRE

La pulicose des carnivores est due à *Ctenocephalides canis*, puce du chien, et *Ctenocephalides felis*, puce du chat et du chien.

L'AGENT PATHOGÈNE : LA PUCE

Les puces des carnivores domestiques sont des insectes qui appartiennent au genre *Ctenocephalides*. Deux espèces sont principalement incriminées : *C. felis* et *C. canis*. La première parasite le chat et très fréquemment le chien. La seconde, plus rare, a été davantage observée chez le renard que chez le chien.
L'adulte, hématophage, a une durée de vie d'un an sur son hôte. Les œufs finissent par atteindre le sol : fentes de plancher, tapis et moquettes. Après une incubation de 2 à 12 jours, des larves éclosent. Elles se nourrissent des déjections des adultes, de débris alimentaires et fécaux. Deux mues surviennent dans une période de 9 à 200 jours. Le troisième stade larvaire correspond à une larve blanche et opaque qui tisse un cocon gris blanchâtre où elle se métamorphose pendant une durée de 7 jours à un an. L'adulte, qui sort du cocon, part à la recherche d'un hôte pour se nourrir.
Chez l'hôte, les antigènes présents dans la salive des puces sont responsables de réactions d'hypersensibilité.

LES ANIMAUX TRANSMETTEURS : TOUS

Attention au hérisson, réservoir important de puces, ne soyez pas trop curieux.

LE MODE DE TRANSMISSION : CONTACT, PIQÛRE

Les puces adultes sont parasites et prennent sur leur hôte leur repas de sang, puis le quittent pour pondre dans le milieu extérieur. Les œufs, les larves et les nymphes sont disséminés dans les litières, les sols, les tissus ; la résistance dans le milieu extérieur est de plusieurs mois. Dans de bonnes conditions de température et d'humidité, le cycle dure un mois. Les puces peuvent facilement infester l'homme si la pression parasitaire est importante ou si leurs hôtes habituels viennent à manquer. L'infestation humaine se fait surtout par contact direct avec des animaux parasités (les puces sont des insectes sauteurs), bien qu'une contamination depuis le milieu extérieur soit possible.

LES SYMPTÔMES CHEZ L'ANIMAL : DERMATITE ALLERGIQUE

L'animal se gratte avec frénésie en général en un point précis sur le dos. En quelques heures, il peut présenter une plaque d'eczéma dépilée et suintante. Cela est dû à la salive que la puce « injecte » dans le sang lors de son repas et qui déclenche un phénomène d'allergie. Une seule puce suffit donc pour déclencher une DAPP (dermatite allergique par piqûre de puce).

LES SYMPTÔMES CHEZ L'HOMME : PRURIT

L'intensité des réactions varie selon les sujets. Le parasite provoque des lésions papuleuses ou papulo-vésiculeuses prurigineuses. Chez l'adulte, elles se localisent plutôt aux extrémités du corps ; chez l'enfant, on peut observer un urticaire généralisé. Les lésions se situent principalement sur les membres, parfois le tronc ou la face. Il s'agit de petites papules rougeâtres surélevées, très prurigineuses, qui s'affaissent après 24 à 48 heures. Le prurit est lié à la salive injectée par la puce.

LE TRAITEMENT

Chez les animaux, la plaque de prurit doit être traitée (antiseptique) et l'administration d'un antihistaminique est parfois nécessaire, en parallèle avec la lutte contre les puces.
Celle-ci nécessite des produits aux caractéristiques adaptées :
– à l'espèce : certains produits sont utilisables chez les chats et les chiens, certains sont spécifiques à une espèce ;
– l'âge : il est très important de connaître l'âge de l'animal ; en dessous de 6 mois, le chaton et le chiot ne supportent pas certains produits, ni dans leur présentation ni dans leur composition ;
– l'effet IGR des antipuces : c'est un régulateur de croissance (*Insect Growth Regulator*). Le but est de stopper la reproduction des puces. Les puces qui ingèrent l'IGR ne pondent plus d'œufs. Si la ponte s'effectue, le développement de leurs œufs est stoppé par le produit ingéré.

Le choix de la présentation du produit se fait en fonction de nombreux critères : âge, poils, comportement de l'animal. La durée d'action varie de 2 à 6 mois, sachant qu'il est préférable de renouveler le traitement un mois avant la date prévue. Les animaux qui sortent se recontaminent facilement.
Les produits peuvent avoir une action curative ou préventive ou associer les deux.

LA PRÉVENTION

Elle passe par le traitement de tous les animaux d'un foyer, qu'ils expriment ou non des symptômes, ainsi que par le traitement du milieu ambiant puisque le réservoir principal de la pulicose se trouve dans le milieu extérieur (moquette, boiseries, literies, où la puce se présente sous tous les stades : adulte, œuf, larve, cocon).

La cheyletiellose

DÉFINITION : ZOONOSE PARASITAIRE

Cette parasitose est due à des acariens appartenant à la famille des Cheyletidés, à savoir *Cheyletiella yasguri* parasitant le chien et *Cheyletiella blakei* parasitant le chat.

L'AGENT PATHOGÈNE : ACARIEN

Les femelles pondent des œufs qui sont fixés sur les poils ; de ces œufs éclosent des larves qui, après deux stades nymphaux, se transforment en adultes.
Les femelles adultes et les œufs peuvent survivre pendant 10 jours en dehors de l'organisme de l'hôte, alors que les autres stades ne le peuvent que 2 jours.

LE PLUS DU SCIENTIFIQUE

Ces parasites blanchâtres (300 µm à 500 µm × 200 µm à 330 µm), qui se déplacent rapidement à la surface de la peau, se nourrissent surtout de débris cutanés. Toutefois, ils sont capables d'occasionner des lésions et de s'enfoncer dans les débris épidermiques, peut-être même dans la couche cornée de l'épiderme, pour y former des poches ou pseudo-tunnels. Le cycle (18 à 20 jours) se déroule entièrement sur l'hôte. Les œufs sont ellipsoïdes, non operculés, à coque mince, mesurent 230 µm × 120 µm et sont plutôt fixés par leur extrémité à la base du poil.
La survie du parasite dans le milieu extérieur est courte : 7 à 10 jours pour les femelles, 2 jours pour les mâles et les nymphes.

LES ANIMAUX TRANSMETTEURS : CHAT, CHIEN

Ce sont les principaux animaux transmetteurs lors des contacts avec le maître.

LE MODE DE TRANSMISSION : CONTACT

L'homme s'infeste par contact répété et étroit avec des animaux parasités ; une contamination indirecte est également possible puisque le parasite peut survivre plusieurs jours dans le milieu extérieur (cas fréquent quand les chats dorment sur les lits).
On ne trouve jamais de parasites sur l'homme car ils ne s'y reproduisent pas et disparaissent très rapidement. Cette zoonose est donc une dermatite de contact. Toutes les races de chiens sont sensibles mais certaines sont plus réceptives : caniche, bichon, cocker, yorkshire terrier.

LES SYMPTÔMES CHEZ L'ANIMAL : PRURIT

La cheyletiellose se manifeste sous la forme d'une dermatose prurigineuse. Le degré du prurit est très variable en fonction de l'individu et de l'importance de l'infestation. Présentes essentiellement sur la ligne dorsale et la tête, les squames sont de grande taille et s'agglomèrent parfois à la base des poils où elles forment un enduit gras. On peut observer une alopécie, le plus souvent diffuse et modérée, surtout marquée sur le dos et les flancs, parfois pratiquement totale. Les lésions peuvent évoluer en plaques dépilées et croûteuses, à bords irréguliers.

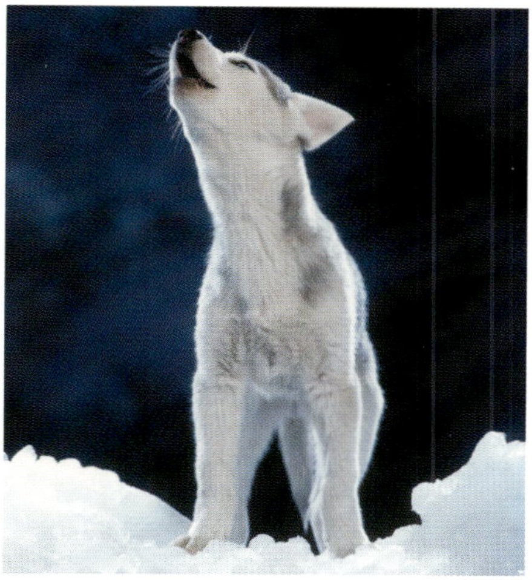

Husky sibérien

LES SYMPTÔMES CHEZ L'HOMME : DERMATITE

Les lésions peuvent être observées sur toutes les parties du corps mais plus particulièrement sur le tronc et les extrémités, assez rarement sur la face. La maladie se traduit par des lésions d'abord érythémateuses, sous forme de petites macules se transformant en papules, puis pustules (l'érythème disparaît en général après quelques heures) dont la rupture forme une croûte qui est expulsée par le malade en raison du prurit, et qui peut parfois durer une année avant que le diagnostic ne soit posé si la présence d'un animal parasité dans l'entourage du malade n'est pas évoquée.

LE TRAITEMENT

Tout l'entourage et le contaminateur doivent être traités. Le déparasitage des vêtements et de la literie est obligatoire. Différents produits peuvent être utilisés : le benzoate de benzyle (Ascabiol), une solution de DDT (dichlorodiphényltrichloroéthane) à 5 % (Benzochloryl), le crotamiton (Eurax), le lindane (Elenol).

On fera le traitement le soir pour garder le produit toute la nuit en évitant toute toilette (y compris celle des mains). Tous les membres de la famille doivent être traités le même jour à la même heure, d'abord le ou les sujets atteints, puis les membres de l'entourage immédiat. Pour chaque sujet, on pulvérisera sur tout le corps, sauf le visage et le cuir chevelu, en tenant le flacon éloigné de 20 ou 30 cm. Pulvériser de haut en bas, sur le tronc, puis les membres, de façon à recouvrir toute la surface corporelle, y compris les organes génitaux, sans laisser d'espace non traité (les régions correctement imprégnées deviennent immédiatement luisantes). Pulvériser abondamment sur les espaces entre les doigts, les plis et les régions les plus atteintes. Garder le produit au contact de la peau pendant 12 heures. Une fois ce temps passé, se savonner et se rincer abondamment. En général, un seul traitement suffit. Le prurit peut persister pendant une dizaine de jours après une sédation initiale momentanée. Ce prurit post-scabieux ne doit pas conduire à des applications itératives qui pourraient provoquer de durables eczématisations. Si les symptômes persistent, une deuxième pulvérisation est conseillée. En cas de gale infectée (impétiginisation), une antibiothérapie orale est prescrite, associée à une désinfection locale. En cas de gale irritée ou eczématisée, les symptômes peuvent être atténués par l'application, 24 heures après la pulvérisation de Sprégal, d'un corticoïde local.
Les acariens responsables de la pseudo-gale (cheyletiellose) chez l'animal peuvent provoquer des allergies chez l'enfant.

LA PRÉVENTION

Elle repose sur l'hygiène.

Les gales

DÉFINITION : ZOONOSE PARASITAIRE

Elles sont dues à des parasites externes de la famille des acariens qui vivent dans la profondeur de l'épiderme ou en suspension.

L'AGENT PATHOGÈNE : ACARIENS

Sarcoptes scabiei, *S. cuniculi*, *Psoroptes cuniculi*, *Notoedres cati*, *N. cuniculi*, *N. marie*, *Trixacarus diversus*.
Les sarcoptes sont sensibles à la dessiccation. Les adultes survivent 24 à 36 heures à 21 °C avec une humidité relative de 40 à 80 %, et 18 jours à 10 °C avec 97 % d'humidité relative. Les œufs résistent 4 à 6 jours en milieu sec, 2 à 4 semaines lorsque l'humidité est élevée.
Des œufs pondus par les femelles éclosent des larves après 3 à 8 jours d'incubation. Elles se transforment en nymphes 4 à 6 jours plus tard, puis regagnent la surface. Le cycle complet dure de 10 à 14 jours.

LES ANIMAUX TRANSMETTEURS : TOUS

Tous les animaux peuvent être affectés (lapin, rat, hamster, cobaye, souris, chien, chat, animaux de rente…), mais l'homme est le plus fréquemment contaminé par la gale du chien.

LE MODE DE TRANSMISSION : CONTACT

Les parasites sont le plus souvent transmis par un contact très étroit avec les animaux. La survie des parasites peut être de plusieurs jours sur les vêtements, les draps, dans les litières et sur les harnais ou les couvertures des chevaux.

LES SYMPTÔMES CHEZ L'ANIMAL : CROÛTES

L'animal se gratte et présente des croûtes sous les aisselles.

LES SYMPTÔMES CHEZ L'HOMME : PAPULES

Les parasites ne se reproduisent pas chez l'homme et l'affection déterminée n'est qu'une pseudo-gale. Les acariens ne creusent en général pas de tunnel dans la peau. L'infestation reste superficielle, ne déclenchant que des symptômes légers.
Les parasites se trouvant sur la peau peuvent y rester de 15 à 20 jours.
Les régions couvertes par des vêtements peuvent aussi bien être atteintes que les régions nues, puisque le parasite peut vraisemblablement migrer en surface. Les lésions se situent le plus souvent sur les mains, les avant-bras, le thorax et les cuis-

Parasite de la gale sarcoptique au microscope
© T. Hazan

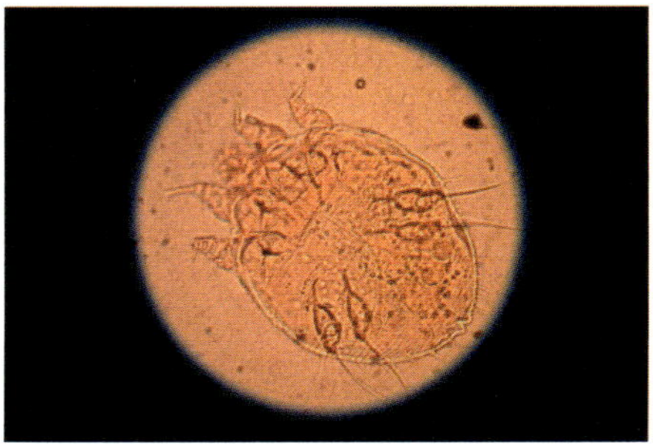

ses, ou bien même la face. Les lésions varient d'une éruption papuleuse, forme la plus souvent rencontrée, à des vésicules avec des excoriations, suite à un important phénomène de sensibilisation allergique. Le prurit est plus ou moins intense selon le niveau d'infestation. Le parasitisme causé par *Notoedres cati* détermine des lésions équivalentes à celles dues à *Sarcoptes*. Quant à l'agent de gale du conduit auditif externe, *Otodectes cynotis*, il provoque une otite externe cérumineuse comme chez le chat.

Étant donné que les parasites ne se reproduisent pas du tout chez l'homme, la maladie dure de 2 à 3 semaines et guérit spontanément, sauf en cas de nouvelles contaminations si la source animale n'a pas été tarie.

TRAITEMENT ET PRÉVENTION

On soignera les animaux atteints et on les éloignera temporairement.

La prévention chez l'homme passe par le traitement des animaux parasités au moyen d'acaricides. Il est parfois très compliqué de faire comprendre aux propriétaires d'animaux, surtout de compagnie, que les parasites qui causent leur prurit proviennent de leurs animaux, la gale étant souvent assimilée à une maladie honteuse. Une hygiène rigoureuse est également nécessaire.

Gale © Dr E. Bensignor

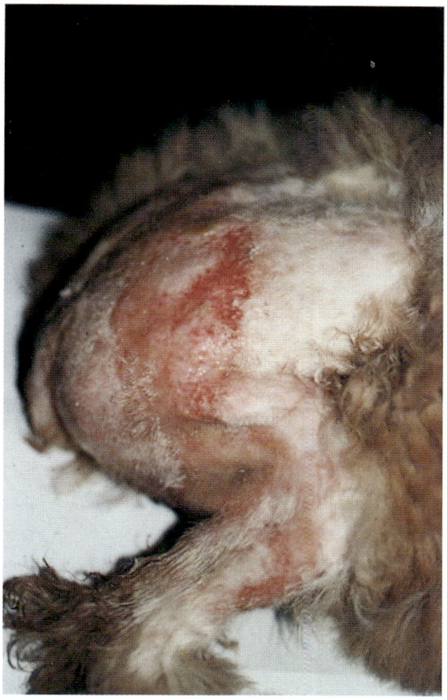

Le rouget

Définition : zoonose bactérienne

On parle aussi d'érysipéloïde de Rosenbach, d'érythème migrateur, d'érysipélotrichose ou encore de maladie des poissonniers.
Il s'agit d'une maladie professionnelle à déclaration obligatoire pouvant être mortelle chez l'homme si elle n'est pas traitée.
La prophylaxie de cette zoonose est rendue délicate par le portage inapparent très fréquent de cette bactérie (porc, ruminants, oiseaux…).
La répartition géographique est mondiale, avec une incidence plus élevée dans certaines régions : ainsi des cas de rouget sont régulièrement décrits chez les dindons en Amérique du Nord, chez les porcs en Europe et en Amérique du Nord, chez les agneaux en Australie.

L'agent pathogène : bacille du rouget

Le plus du scientifique

L'agent responsable du rouget, *Erysipelothrix rhusiopalhiœ*, est un bacille fin de 0,2 µm à 0,4 µm de large sur 0,8 µm à 2,5 µm de long, rectiligne, asporogène, Gram positif ; non mobile, anaérobie facultatif. Il forme parfois de longs filaments.
Toutes les souches ont en commun un ou plusieurs antigènes thermolabiles. Un antigène spécifique permet de sérotyper le bacille.
Il existe 24 sérotypes différents ainsi que des souches ne possédant pas de type antigénique spécifique. Les sérotypes les plus rencontrés sont les sérotypes 1, 2 et 5 chez les volailles et les sérotypes 1 et 2 pour le porc.
La culture du bacille du rouget est relativement facile et peut être effectuée aussi bien en milieu sélectif, enrichi ou encore sur des milieux ordinaires.
Le pouvoir pathogène est variable selon les souches et l'espèce atteinte. Le pouvoir immunogène est bon.

Les animaux transmetteurs : porc, ovins…

Les suidés, espèces sensibles au bacille, et le sol constituent le principal réservoir. Sont aussi considérés comme réservoirs les ruminants (ovins et plus particulièrement les agneaux), les oiseaux (les dindes sont les plus sensibles), les rongeurs (présents dans les abattoirs), les poissons, les mollusques, les crustacés et autres animaux aquatiques (dauphins, crocodiles…).

Le mode de transmission : manipulation

Les sources de l'agent correspondent aux espèces sensibles et réservoirs, c'est-à-dire les suidés, les oiseaux, les poissons, les crustacés et mollusques.
Ce sont surtout le sang, les produits d'origine animale, les organes issus d'oiseaux porteurs ou malades, les fientes, les urines…
Les oiseaux contractent la maladie principalement :

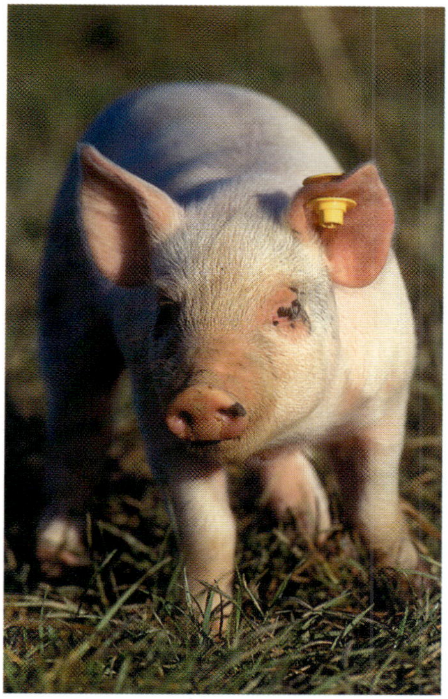

Les suidés sont sensibles au bacille du rouget

– par voie cutanée suite à des bagarres entre mâles ou à la contamination d'une plaie avec des objets souillés ou des matières virulentes ;
– par voie digestive (carcasses infectées).
Le rouget se déclare surtout suite à un stress (surpopulation, transport, vaccination, changement climatique comme les orages…).
L'homme se contamine essentiellement en manipulant des animaux, des produits d'origine animale, par exemple les carcasses de volailles, ou des objets contaminés. Il s'infecte essentiellement par des blessures ou des abrasions cutanées.

LES SYMPTÔMES CHEZ L'ANIMAL

L'infection est souvent inapparente ou latente. Le rouget apparaît brutalement chez les dindons. Ils ont du mal à se déplacer. Les poulets, moins sensibles, présentent des arthrites, une asthénie, de la diarrhée et une diminution de la ponte.

LES SYMPTÔMES CHEZ L'HOMME : LÉSIONS CUTANÉES

L'infection, essentiellement cutanée, se localise surtout au niveau des mains et des doigts après une incubation moyenne de 7 à 8 heures pouvant se prolonger durant 7 jours.
La rougeur et l'œdème aux alentours de la blessure vont s'accentuer et la peau prend rapidement une coloration violette. Les articulations des doigts sont enflées et douloureuses. Une guérison spontanée en 2 à 4 semaines est possible par dessèchement et desquamation des zones cutanées atteintes.
Plus rarement, on peut observer une semaine après le début de la maladie une extension vers le poignet et l'avant-bras avec :
– une altération de l'état général (asthénie, fièvre, céphalées) ;
– une hypertrophie des nœuds lymphatiques locorégionaux ;
– une arthrite du poignet pouvant être suivie, lors d'une bactériémie, d'une endocardite.
Sans traitement, la mort est possible.

LE TRAITEMENT

Il est surtout clinique. L'agent infectieux peut être isolé à partir de prélèvements effectués au niveau de la plaie (aspiration de sérosités), d'hémoculture.

LA PRÉVENTION

Mesures sanitaires : isolement, désinfection.

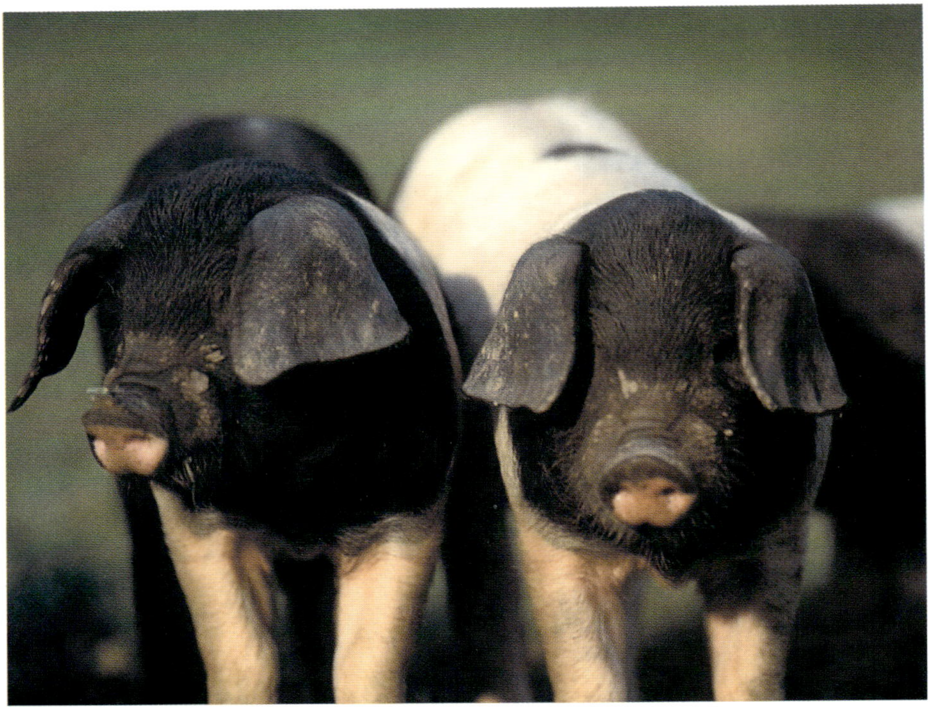

Le rouget se déclare surtout suite à un stress

Mesures médicales : en région d'enzootie, on préconise la vaccination des volailles à 8-12 semaines d'âge avec un vaccin inactivé. Le rappel se fait avant l'entrée en ponte vers 4-5 mois.

La prévention chez l'homme exige le port de gants lors de la manipulation des oiseaux (comme des autres animaux) vivants ou morts ; il faut respecter les règles d'hygiène, désinfecter les blessures (eau de Javel diluée au 1/10 pendant 10 minutes), surveiller les plaies.

La pasteurellose

DÉFINITION

Chez l'homme, la pasteurellose est le plus souvent due à *Pasteurella multocida*. *Pasteurella* est souvent « inoculée » par le biais d'une morsure, le plus souvent de chat. Une plaie suppurée est le principal symptôme.

L'AGENT PATHOGÈNE : BACTÉRIE

Pasteurella multocida est retrouvée dans toutes les régions du monde. En France, c'est principalement dans le sud-ouest que la maladie sévit : cela est dû à la sensibilité de l'espèce élevée (canard).
La transmission chez l'enfant est due le plus souvent à des morsures de chat, de chien, de rat ou de lapin, parfois à de simples griffures ou léchages.

LES ANIMAUX TRANSMETTEURS : TOUS

Toutes les espèces sont susceptibles de déclarer une pasteurellose. Les adultes sont plus touchés que les jeunes (surtout à partir de 4-5 semaines).
Pasteurella multocida a été identifiée chez 40 espèces de mammifères parmi lesquelles on peut citer l'homme, les ovins, les caprins, les suidés, les rongeurs (souris) et les lagomorphes.
Le réservoir est animal, la bactérie survivant peu de temps dans le milieu extérieur. Les principaux sont constitués par les oiseaux, les rongeurs (surtout les rats) ainsi que les porcs.
L'homme pourrait jouer aussi le rôle de réservoir. La maladie se transmet par contact direct (bagarres) ou de manière indirecte (eau de boisson souillée, aérosols) ; elle ne se transmet pas *in ovo*.

LE MODE DE TRANSMISSION : AÉRIEN, CUTANÉ

Les sources sont constituées par les animaux malades ou porteurs de la bactérie ainsi que les carcasses des animaux malades morts de la pasteurellose.
Ce sont les aérosols, les sécrétions respiratoires et le sang qui constituent les principales matières virulentes.
Le germe pénètre par voie cutanée ou respiratoire.
La contamination est directe par effraction cutanée (morsure, griffure, coup de bec) par des chats, des rongeurs et plus rarement des oiseaux.
La contamination directe par voie respiratoire est possible mais reste relativement rare.
Enfin, la contamination indirecte implique une blessure par des objets souillés par des matières virulentes (épines, instruments d'autopsie…).

LES SYMPTÔMES CHEZ L'ANIMAL

On distingue 3 formes.

- Une forme suraiguë : les animaux sont retrouvés morts, sans qu'il y ait eu véritablement de signes cliniques.
- Une forme aiguë : elle évolue sur 1 à 5 jours. Chez les oiseaux, l'animal est abattu, fébrile, avec des plumes ébouriffées. Peuvent être associées à ces signes de la diarrhée (d'abord aqueuse puis verdâtre), de la polypnée. Chez les poules pondeuses, la

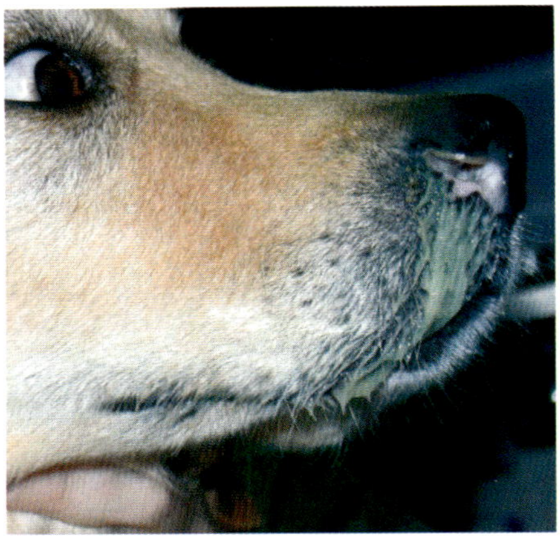

Rhinite © Dr T. Hazan

pasteurellose peut entraîner une ponte intra-abdominale conduisant à la mort de la poule par l'hémorragie et la péritonite qui s'ensuivent.

• Une forme chronique : elle apparaît d'emblée ou suit la forme aiguë. Le processus infectieux se localise aux articulations. Elle se traduit par la formation d'abcès pouvant être mise en relation avec des bagarres. Les troubles respiratoires sont les plus constants : ce sont les voies supérieures qui sont les plus atteintes.

LES SYMPTÔMES CHEZ L'HOMME : PLAIE CUTANÉE

La morsure et éventuellement la griffure (le chat contamine ses griffes en se léchant) sont les portes d'entrée principales de l'infection. La forme locale aiguë de la pasteurellose est la plus fréquente après morsure ou griffure de chat. La douleur est très intense pour une plaie minime. L'œdème local est précoce et très étendu. Ces deux signes doivent faire évoquer la pasteurellose. Une fièvre, des courbatures et un malaise général sont possibles. Certaines formes moins aiguës se traduisent par une plaie inflammatoire d'allure banale avec une lymphangite et des ganglions derrière le coude ou dans le creux axillaire. Quelques semaines plus tard, apparaissent les complications secondaires : ténosynovite, arthrites inflammatoires, syndrome algodystrophique (œdème, troubles vasomoteurs, fourmillements, enraidissement douloureux).

Le diagnostic peut être confirmé par l'isolement du germe dans la sérosité de la plaie. À un stade plus tardif, le diagnostic peut être porté par l'intradermoréaction à l'antigène pasteurellien.

Il existe 2 types principaux de pasteurelloses.

• Des pasteurelloses par inoculation : elles apparaissent le plus souvent suite à des morsures, des griffures par des carnivores ou des rongeurs. On distingue là aussi 2 formes :

– une forme aiguë : elle se développe préférentiellement sur les membres supérieurs. Après un délai de 24 heures, la plaie devient œdématiée et de fortes douleurs sont ressenties par le patient. La fièvre est inconstante. La pasteurellose peut alors se compliquer localement par des arthrites aiguës suppuratives, des ostéites ou de manière générale par des méningites, des septicémies (exceptionnelles après morsure mais pouvant se rencontrer chez les personnes âgées ou des personnes préalablement malades ou à la suite d'une plaie en piqûre ou en l'absence de soin de la plaie) ;

– une forme subaiguë : elle est caractérisée par des manifestations articulaires. Les articulations sont gonflées et douloureuses et le membre souvent impotent.

• Des pasteurelloses respiratoires : elles se manifestent sur un individu immunodéprimé, atteint de maladie intercurrente (cancer par exemple) et nécessitent un contact étroit avec les animaux. On retrouve des sinusites, des rhinites, des angines, mais aussi des pneumopathies et des pleurésies aboutissant dans 33 % des cas à la mort du malade.

Infections locales : apparition rapide d'un érythème, d'un œdème, d'une douleur très vive et d'une suppuration. Peuvent s'ajouter une adénopathie et une lymphangite dans les 2-3 jours ainsi qu'un état fébrile et des arthralgies.
Des complications peuvent survenir comme les arthrites purulentes, les ténosynovites, les ostéomyélites.

LE TRAITEMENT

Le traitement de la pasteurellose repose sur l'antibiothérapie, débutée le plus précocement possible après la morsure (avant 48 heures). Les tétracyclines prescrites pour 7 jours sont les antibiotiques de choix.
Au stade des complications articulaires, l'antibiothérapie semble inefficace. La désensibilisation à l'antigène pasteurellien est souvent tentée : 3 ou 4 injections intradermiques à raison d'une par semaine.
Dans les formes de pasteurellose par inoculation, on doit adjoindre aux soins locaux un traitement antibiotique préventif (il sera fonction de la plaie et de l'importance de l'inflammation). En première intention, on utilise l'amoxicilline pendant 5 jours. Il faut aussi évaluer le risque rabique et contrôler l'immunité antitétanique. Si l'utilisation des bêta-lactamines est impossible (allergie), on aura recours à la doxycycline chez les adultes et à l'azithromycine chez l'enfant.
Dans la forme subaiguë, les antibiotiques sont inefficaces, le traitement est alors symptomatique. Dans les formes systémiques de pasteurellose, on utilisera, après la réalisation d'un antibiogramme, des céphalosporines de troisième génération ou des fluoroquinolones.

LA PRÉVENTION

Elle repose sur l'élimination des réservoirs de pasteurelles (oiseaux malades ou convalescents, rats, porcs malades et porteurs), sur la ségrégation des espèces au sein d'une exploitation, sur la séparation d'animaux de la même espèce mais d'âges différents, sur la prévention de la contamination de l'eau et des aliments, sur une désinfection soignée et un vide sanitaire après un épisode de pasteurellose.
La prophylaxie médicale est inefficace chez la plupart des espèces (bovins, porc), mais elle s'avère intéressante chez les oiseaux.
Chez l'homme, devant toute plaie prise précocement et provoquée par un animal, on doit assurer un nettoyage et mettre en place une antibiothérapie de prévention. On doit aussi évaluer le risque rabique et tétanique.

La maladie des griffes du chat

DÉFINITION : ZOONOSE BACTÉRIENNE

La maladie des griffes du chat (ou lymphoréticulose bénigne d'inoculation) a été décrite en 1950. Cette affection est due à la bactérie *Bartonella henselæ*. Il existe environ 10 000 cas par an en France. Dix à 15 % des chats sont porteurs asymptomatiques ; le profil du chat type est un chat jeune ayant accès à l'extérieur et porteur de puces.
Cette maladie est due à la bactérie qui est transmise à l'homme suite à une griffure ou à une morsure de chat. Le jeune chat est le réservoir de germes. Porteur sain, il n'est qu'un agent d'inoculation : il est porteur mais n'est pas malade. Aucun test ne permet de déceler s'il est porteur. L'inoculation peut également se faire par l'intermédiaire des ronces, des rosiers ou de tout autre agent capable de léser la peau (piqûres d'insecte, arêtes de poisson, morsures de chien ou de singe, etc.). Parmi les malades, 95 % ont eu un contact avec un chat dont 75 % avec un jeune chat, 5 % ont eu un contact avec un chien. Les hommes sont plus souvent atteints que les femmes et 80 % des malades ont moins de 25 ans.

L'AGENT PATHOGÈNE : *BARTONELLA HENSELÆ*

Cycle évolutif de *B. henselæ* :
1. Chat asymptomatique (plusieurs mois à 1 an avec possible récurrence).
2. Transmission de la maladie par les puces à l'occasion du repas de sang.
3. Bactérie éliminée dans les fèces des puces sur le pelage.
4. Contamination des griffes du chat par léchage (quand le chat fait sa toilette).

LES ANIMAUX TRANSMETTEURS : CHAT

Le chat domestique *Felis catus* constitue le principal réservoir.

LE MODE DE TRANSMISSION : GRIFFURE

La transmission directe de chat à chat n'a pas été mise en évidence. Le germe est avant tout transmis indirectement par piqûre de puce. Les tiques joueraient le même rôle. Le germe a surtout été isolé dans le sang du chat, plus rarement dans sa salive. Il est éliminé dans les déjections de puce et y demeure virulent. La bactérie pénètre par voie transdermique, lors d'une griffure.

LES SYMPTÔMES CHEZ L'ANIMAL : AUCUN

Aucun signe clinique n'a été signalé chez le chat dans les conditions naturelles.

LES SYMPTÔMES CHEZ L'HOMME : LÉSION CUTANÉE

La maladie des griffes du chat touche les enfants et les jeunes adultes.
La bactérie serait capable de persister dans l'organisme plusieurs années avant l'apparition de la maladie.
Dans les 3 à 10 jours suivant le contact avec un chat apparaît un

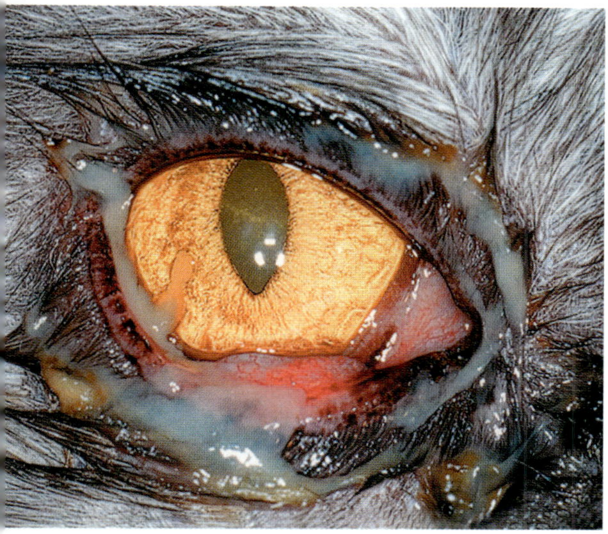

Conjonctivite © L. Bouhanna

chancre d'inoculation (papule ou pustule rouge de 2 à 10 mm de diamètre, peu ou pas sensible mais prurigineuse), suivi d'une petite fièvre avec malaise, fatigue, maux de tête et surtout apparition d'un ganglion en rapport avec la zone du chancre.
La guérison est quasi constante, que ce soit spontanément en quelques semaines ou bien après fistulisation. Le ganglion se ramollit, devient fluctuant et se fistulise à la peau en 3 semaines environ. La fermeture spontanée de la fistule demande quelques semaines, mois ou années, selon l'aptitude immunitaire.

Les complications sont rares :
– la plus fréquente est une adénopathie prétragienne associée à une conjonctivite : le syndrome oculo-glandulaire ou syndrome de Parinaud ;
– la plus grave, d'une fréquence de 2 ‰, est une atteinte du système nerveux central avec une encéphalite mortelle dans 10 % des cas ;
– d'autres organes tels que les poumons et les os peuvent être touchés, des érythèmes noueux sont parfois observés ;
– des formes chroniques (1,5 % des cas) se manifestent par des adénopathies souvent multiples, persistant plusieurs mois voire années, évoluant de façon récurrente et s'accompagnant d'une fièvre prolongée, d'une altération de l'état général et de myalgies.

Chez les sujets immunodéprimés, la maladie revêt des formes particulières telles que la péliose hépatique, l'angiomatose bacillaire et une forme septicémique avec fièvre prolongée et altération de l'état général.

LE TRAITEMENT

Chez l'homme

Dans la majorité des cas, aucune thérapeutique n'est nécessaire. Des analgésiques pourront être utilisés et on ponctionnera le nœud lymphatique s'il y a suppuration.
L'antibiothérapie sera uniquement pratiquée lors d'une forme pyrétique, lors d'une adénopathie volumineuse qui ne régresse pas spontanément et lorsque le sujet est immunodéprimé.
Les molécules de choix sont l'érythromycine, la rifampicine ou la doxycycline, administrées pendant 2 à 3 mois.
Des rechutes sont malheureusement possibles.
L'azithromycine semble donner de bons résultats.
Une antibiothérapie pendant 2 à 3 semaines ne supprime pas toujours la bactériémie mais la réduit.
La doxycycline, l'érythromycine et l'enrofloxacine ont déjà été utilisées.

Chez le chat

Antibiothérapie : doxycycline pendant 3 semaines, lincomycine pendant 3 semaines.

La prévention

Les mesures habituelles d'hygiène doivent être appliquées :
– se laver les mains après tout contact avec un chat ;
– nettoyer toute griffure ou morsure à l'eau et au savon, puis désinfection locale.

Et il faut bien sûr traiter les chats contre les puces.

Les personnes immunodéprimées doivent être particulièrement vigilantes et n'adopter qu'un chat provenant d'une source identifiée, si possible une chatterie indemne d'infection, de préférence un adulte non infesté de puces.

L'ablation des griffes du chat n'a pas d'intérêt pour la prévention de la maladie. En effet, d'une part elle surviendrait trop tard, le chaton ayant déjà pu contaminer son propriétaire, d'autre part la transmission de chat à chat est principalement pulicidienne. En revanche, l'utilisation très régulière de produits pulicides est essentielle dans le contrôle de l'infection et de la contamination du réservoir félin.

Larva migrans cutanée

DÉFINITION : ZOONOSE PARASITAIRE

Zoonose fréquente dans les pays tropicaux, due le plus souvent au passage transcutané de larves infestantes d'ankylostomes du chien et du chat. Au point d'inoculation apparaît un érythème prurigineux qui évolue spontanément vers la guérison.
Les jeunes et les personnes allant en vacances dans les pays exotiques sont contaminés car ils marchent pieds nus sur des aires souillées (bacs à sable, plage).
Sont également touchés tous les individus qui travaillent au contact d'un sol humide (maçons, horticulteurs, plombiers).

L'AGENT PATHOGÈNE : ANKYLOSTOME

Cette maladie est principalement provoquée par des larves de nématodes de l'ordre des *Strongylida* et de la famille des *Ancylostomatidæ* : *Ancylostoma braziliense*, *A. caninum*, *A. ceylanicum*, *A. tubæforme* et *Uncinaria stenocephala*. D'autres parasites, comme les strongyloides (*S. pianiceps*), peuvent aussi entraîner une dermatose linéaire.
A. caninum et *A. tubæforme* ont une répartition cosmopolite. *A. braziliense* et *A. ceylanicum* sont rencontrées dans les régions tropicales. *Uncinaria stenocephala* a été princi-

LE PLUS DU SCIENTIFIQUE

A. caninum : ce ver de 10 à 20 mm de long vit dans l'intestin grêle de son hôte définitif. La femelle pond par jour approximativement 16 000 œufs grisâtres, ellipsoïdes, d'une longueur de 55 µm à 75 µm, d'un diamètre de 37 µm à 43 µm avec une coque transparente et une morula de 4 à 8 blastomères volumineux.
Les œufs, libérés avec les fèces, évolueront si les conditions sont favorables (humidité, oxygénation, obscurité, chaleur).
Suite à l'éclosion se succèdent dans le sol 3 stades larvaires dont le dernier est infestant. La durée du développement dépend de la température : 22 jours à 15 °C, moins de 3 jours à 30 °C. Le chien est alors contaminé soit par voie orale, soit par voie transcutanée.
Dans le premier cas, la larve de 3e âge s'enfonce dans la muqueuse de l'intestin grêle de l'hôte définitif, mue en un 4e stade, puis retourne dans la lumière intestinale où elle achève son développement.
Dans le second cas, la larve rejoint les poumons *via* la circulation sanguine, remonte la trachée puis gagne l'œsophage et l'estomac, et finit enfin son développement dans l'intestin grêle. La période prépatente est de 15 à 26 jours.
Chez l'hôte principal, on rencontre des larves de 3e âge en hypobiose dont le développement pourra reprendre ultérieurement.
Les larves de 3e âge peuvent persister dans les tissus d'hôtes paraténiques. En consommant ces derniers, les carnivores domestiques s'infestent. La période prépatente est alors de 14 à 15 jours.
Chez la chienne, la présence de larves en hypobiose dans le tissu mammaire entraîne la contamination des chiots par voie galactogène. Dans ce cas, la période prépatente atteint 12 à 16 jours.

Autres nématodes : les cycles de vie de *A. braziliense*, *A. ceylanicum*, *A. tubæforme* et *U. stenocephala* sont globalement identiques à celui de *A. caninum*.

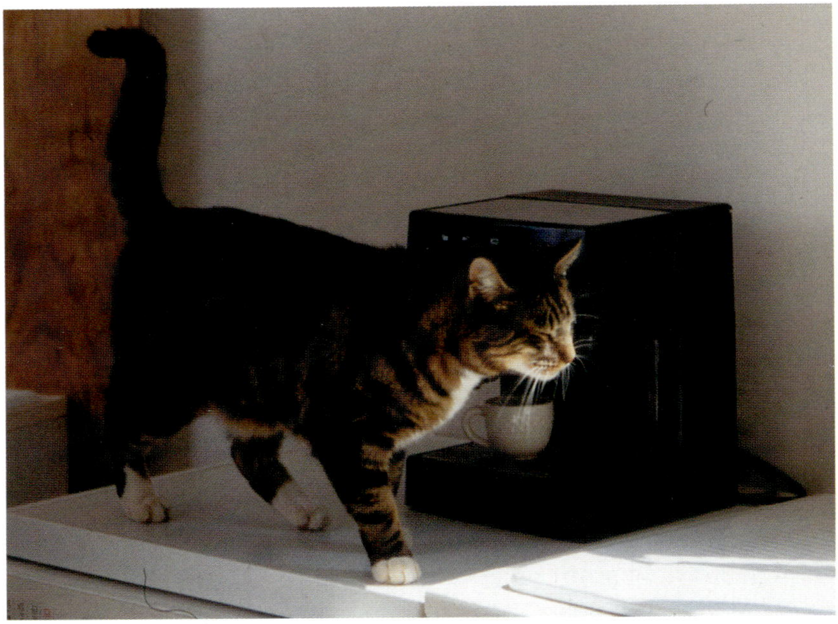

Les félidés sont le principal transmetteur

palement identifiée dans des régions à climat tempéré septentrional.
Les œufs sont détruits par des températures inférieures à 5 °C pendant 24 heures ou supérieures à 38 °C.
Les larves L3 infestantes résistent plus de 5 minutes à – 21 °C. Elles sont très sensibles à la dessiccation et au chlorure de sodium.

Les animaux transmetteurs : carnivores domestiques

Les carnivores domestiques sont le principal réservoir.
Les hôtes définitifs des parasites sont les suivants :
– principalement les canidés, occasionnellement les félidés pour *A. caninum* et *U. stenocephala* ;
– les canidés et les félidés pour *A. braziliense* et *A. ceylanicum* ;
– les félidés pour *A. tubæforme* et *S. pianiceps*.

Le mode de transmission : plusieurs voies

Les larves pénètrent uniquement par voie transcutanée lorsque la peau est au contact d'un sol humide. La transmission directe du parasite est impossible. Les larves contaminent les carnivores selon 4 voies :
– la voie digestive (ingestion de L3, d'un hôte paraténique infesté) ;
– la voie transcutanée ;
– la voie galactogène (surtout avec *A. caninum*) ;
– la voie transplacentaire (rarement mise en cause).

Les symptômes chez l'animal : prurit

L'animal parasité présente un prurit avec des réactions cutanées (papules, vésicules et croûtes).
Des anticoagulants étant sécrétés par

la cavité buccale du parasite, aux différents points de fixation de ce dernier se forment des micro-hémorragies. Un mauvais état général et un amaigrissement sont associés. Tardivement, diarrhée et méléna apparaissent. Le pronostic est alors sévère. La mise en évidence d'œufs par coproscopie est le principal moyen de diagnostic.

Les symptômes chez l'homme : érythème

L'incubation varie de 1 semaine à plusieurs mois.
On observe un cordon érythémateux serpigineux avec prurit interdigital, essentiellement au niveau des pieds, et la formation de papules puis de vésicules qui disparaissent en une dizaine de jours.
La maladie évolue spontanément vers la guérison en 2 à 8 semaines.

Le traitement

Chez l'animal

Les molécules actives contre ces parasites sont : le dichlorvos, le fébantel, le lévamisole, le mébendazole.
Il convient de traiter les chiots à partir de 2 semaines et les chatons à partir de 3 semaines. La vermifugation quotidienne de la chienne avec du fenbendazole du 40e jour de gestation jusqu'à 2 jours après la mise bas réduit de 98 % le taux d'infestation des chiots. Une réduction de 98,5 % est observée avec une seule administration d'ivermectine 2 à 10 jours avant la parturition.

Chez l'homme

Le thiabendazole, utilisé par voie générale ou, mieux, locale, permet une guérison plus rapide

La prévention

Elle réclame de :
– se méfier des sols humides, en particulier dans les pays tropicaux ;
– éviter l'accumulation de fèces d'animaux domestiques sur la pelouse ;
– couvrir les bacs à sable des enfants quand ils ne sont pas utilisés ;
– empêcher la présence de chiens et de chats errants sur les plages ;
– employer des serviettes pour éviter le contact de la peau avec le sol humide ;
– vermifuger régulièrement les carnivores domestiques ;
– maintenir les animaux sur des sols secs.

Zoonoses à expressions cutanées et autres signes

Appellation	***Agent***	***Réservoir***	***Transmission***	***Symptômes***
Dirofilariose	*Dirofilaria*	Canidés	Piqûre de moustique	Pulmonaires Cutanés
Maladie de Lyme	*Borrelia*	Rongeurs Chien	Piqûre de tique	Cutanés Neurologiques
Ehrlichiose	*Ehrlichia*	Mammifères	Piqûre de tique	Cutanés Neurologiques
Cœnurose	Cestodes	Canidés	Ingestion	Cutanés Neurologiques
Fièvre aphteuse	*Aphthovirus*	Bovins, caprins, ovins, porcins…	Contact	Fièvre et papules

La dirofilariose

DÉFINITION : ZOONOSE PARASITAIRE

Cette zoonose helminthique est inoculée à l'homme par des moustiques préalablement infestés en piquant des animaux qui hébergent des nématodes du genre *Dirofilaria*.
Il en existe deux formes : une forme pulmonaire *Dirofilaria immitis* (car provoquant des troubles pulmonaires chez l'homme alors qu'on parle de dirofilariose cardiaque chez le chien) avec des syndromes cardio-respiratoires, parfois graves, et une forme sous-cutanée, *Dirofilaria repens*, sans conséquence majeure.
Les parasites sont surtout présents dans les régions chaudes et humides : Extrême-Orient, Pacifique, Afrique équatoriale. Ils sont plus rares dans les pays tempérés mais existent dans les régions marécageuses et chaudes : France (Camargue, Roussillon, Corse), Italie, États-Unis.
Les femmes sont moins touchées que les hommes, les moustiques piquant préférentiellement ces derniers. L'immunodépression favorise l'infestation.

L'AGENT PATHOGÈNE : *DIROFILARIA*

La dirofilariose est due à des parasites de la classe des Nématodes : *Dirofilaria immitis*, *D. repens* et *D. tenuis*.
Dirofilaria immitis est un parasite du chien, plus rarement du chat et de quelques autres espèces sauvages de carnivores du genre *Canis*. À l'état adulte, le parasite se trouve dans le cœur droit ou l'artère pulmonaire de son hôte.
Il existe une subpériodicité nocturne pour les microfilaires, qui sont en nombre 5 à 6 fois plus important dans l'après-midi ou la soirée que dans le reste de la journée. Ceci correspondrait à une adaptation avec la période d'activité maximale du vecteur.
Dirofilaria repens parasite le chien, le chat et quelques carnivores sauvages.

LES ANIMAUX TRANSMETTEURS

Les hôtes définitifs des parasites sont les suivants :
– pour *D. immitis :* les canidés le plus souvent, mais également les félidés, mustélidés, ursidés, pinnipèdes, le cheval et l'homme ;
– pour *D. repens* : le chien, le chat et les carnivores sauvages ;
– pour *D. tenuis* : le raton laveur.
Plus de 70 espèces de moustiques des genres *Culex*, *Aedes*, *Mansonia*, *Psophora*, *Anopheles* sont des hôtes intermédiaires potentiels.
Le réservoir est constitué par les chiens errants et les canidés sauvages.

Plus de 70 espèces de moustiques sont des hôtes intermédiaires potentiels

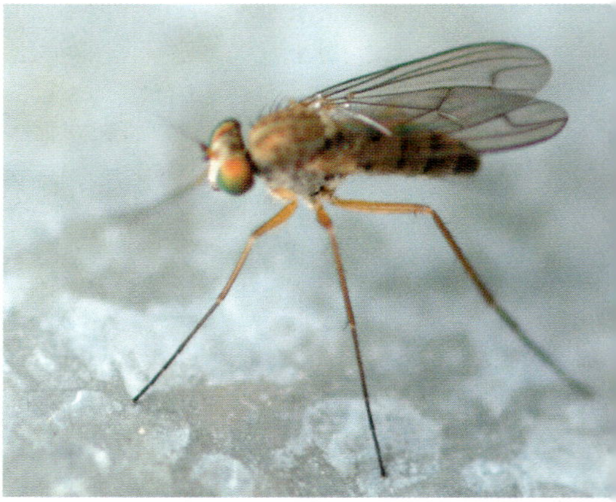

LE PLUS DU SCIENTIFIQUE

Cycle évolutif de *D. immitis* : le parasite est un ver blanchâtre de 12 à 30 cm de long pour 1 mm de diamètre avec une cuticule lisse et épaisse. La femelle est vivipare et pond des larves L1 ou microfilaires (220 à 230 µm de long, 5 à 6 µm de diamètre) qui subsistent sans évoluer dans le sang du chien contaminé. Absorbées lors du repas de sang de l'insecte vecteur, elles traversent l'estomac pour gagner les tubes de Malpighi, puis la base des pièces buccales. Au cours de leur migration, les larves L1 muent en L2 puis en L3. Ces dernières pénètrent à travers le tégument de l'hôte définitif grâce à la plaie de piqûre du vecteur. Chez le chien, les larves infestantes cheminent dans le tissu conjonctif où elles muent en L4 puis L5 qui passent dans la circulation veineuse et arrivent au cœur droit. Elles s'engagent ensuite dans l'artère pulmonaire et y persistent 7 à 8 semaines. Vers la 16e semaine après l'infestation, elles migrent de façon active et rétrograde dans le ventricule droit où elles deviendront adultes.
Le cycle évolutif dure 8 à 15 jours chez l'hôte intermédiaire vecteur et 5 à 6 mois chez l'hôte définitif, période au bout de laquelle les microfilaires apparaîtront dans le courant sanguin.
Le cycle évolutif de *D. repens* et *D. tenuis* est globalement identique au précédent mais les adultes sont localisés dans le tissu conjonctif sous-cutané.

LE MODE DE TRANSMISSION : PIQÛRE DE MOUSTIQUE

L'homme est un hôte accidentel. Comme l'hôte définitif, il est contaminé par piqûre de moustique infesté. Il semble peu probable que l'insecte hématophage puisse s'infester au contact d'un être humain. En effet, des microfilaires ont très rarement été isolés dans le sang des malades.

LES SYMPTÔMES CHEZ L'ANIMAL

Dirofilariose pulmonaire (due à D. immitis*)*

- Forme cardio-pulmonaire : elle est caractérisée par une insuffisance cardiaque : dyspnée d'effort et tachycardie, congestion pulmonaire (dyspnée, toux sèche, hémoptysie). L'auscultation révèle un souffle de régurgitation pulmonaire.

La plupart des sujets infestés n'expriment aucun symptôme et la lésion pulmonaire n'est découverte qu'à l'occasion d'une radiographie.

Lorsque les symptômes s'expriment, alors que le parasite se trouve dans une artère pulmonaire, cela peut engendrer la formation d'un thrombus, une occlusion vasculaire, une nécrose ou une fibrose, s'exprimant par de la toux, une douleur thoracique pendant un à plusieurs mois, parfois de la fièvre, de l'hémoptysie, des frissons, des myalgies. La lésion est nodulaire, bien circonscrite, de 4 à 5 cm de diamètre.

- Formes neurologiques : elles sont dues à la formation de thromboembolies dans l'encéphale.
- Formes cutanées : ce sont des lésions de dépilation prurigineuses dans les régions à peau fine (derrière les oreilles).

Dirofilariose sous-cutanée (due à D. repens *et* D. tenuis*)*

On note des lésions eczémateuses prurigineuses mais, dans de nombreux cas, aucune manifestation pathologique n'apparaît.

LES SYMPTÔMES CHEZ L'HOMME

Dirofilariose pulmonaire

La toux, une douleur thoracique et

parfois des hémoptysies, de la fièvre et des myalgies. L'examen radiologique révèle des lésions nodulaires.

Dirofilariose sous-cutanée

On note la présence de nodules sous-cutanés érythémateux qui peuvent être douloureux et avoir un caractère migratoire. Les lésions consistent en un œdème ou un nodule sous-cutané, développé autour du parasite. Les nodules et la tuméfaction peuvent être douloureux. On peut également voir du prurit, de l'érythème, des phénomènes allergiques localisés (démangeaisons, œdème du type de Calabar), de l'urticaire et une suppuration apparaissant au niveau du nodule. Dans le cas d'une atteinte de l'œil ou de ses annexes, on observe une conjonctivite, du larmoiement et une photophobie.

Le traitement

Chez l'animal

Il entraîne un risque d'hypersensibilité ou d'embolisation des débris filariens. On emploie :

– pour éliminer les parasites adultes, le thiacetarsamide ou la mélarsomine ;

– pour éliminer les microfilaires (traitement appliqué 3 à 4 semaines après le traitement adulticide), la dithiazine, ou le diphention, ou l'ivermectine.

On peut aussi extraire par la chirurgie les filaires cardiaques en cas de syndrome de la veine cave.

Chez l'homme

Les molécules suivantes sont utilisées : lévamisole, diéthylcarbamazine, ivermectine.

Le traitement chirurgical est souvent envisagé lors de dirofilariose pulmonaire ou sous-cutanée.

La prévention

Lorsque l'animal n'est pas infesté, il convient d'effectuer une chimioprophylaxie pendant la période de risque et 1 mois après celle-ci avec la diéthylcarbamazine ou de l'ivermectine tous les mois.

Dans la mesure du possible, les moustiques seront éliminés.

On évitera de promener les chiens le soir, dans les zones où les insectes pullulent (près d'un lac, sous des arbres).

L'impossibilité d'agir sur le réservoir limite la prévention de la maladie.

Chez l'homme, on utilisera des diffuseurs électriques ou des produits repoussant les moustiques ; le port de vêtements protégeant des piqûres est conseillé.

La maladie de Lyme

DÉFINITION : ZOONOSE BACTÉRIENNE

La borréliose de Lyme sévit en Europe, en Amérique du Nord, au Japon et en Australie. Depuis 1982, plus de 50 000 cas ont été rapportés aux États-Unis. En Europe, plus de 1 000 nouveaux cas surviennent chaque été.

L'AGENT PATHOGÈNE : *BORRELIA*

Les agents pathogènes de cette maladie sont des bactéries du genre *Borrelia* : *B. burgdorferi*, *B. afzelii*, *B. garinii* et *B. japonica*. Ce sont des germes de morphologie hélicoïdale, mobiles par des mouvements de rotation, de translation et de flexion grâce à des flagelles périplasmiques insérés aux extrémités.
Les tiques du genre *Ixodes* (*I. ricinus*, *I. dammini*, *I. scapularis*, *I. pacificus*, *I. ovatus*) sont les vecteurs principaux. La transmission de la maladie par des insectes hématophages ne peut être exclue mais elle reste d'une importance épidémiologique mineure.
Ces tiques suivent un cycle en trois stades : larvaire, nymphal et adulte. Pour chacun, le parasite se met en quête d'un hôte de manière passive (attaché à un brin d'herbe), se fixe à l'hôte pour effectuer un repas sanguin, puis se détache et tombe sur le sol où il se métamorphose. Le parasite effectuant ses repas sur différents hôtes et l'agent infectieux étant conservé d'un stade à l'autre, la transmission de la maladie est ainsi possible.
Qu'il s'agisse de larves, de nymphes ou d'adultes, les tiques infectées ne peuvent transmettre la maladie de Lyme que 48 heures après leur fixation sur leur hôte.

LES ANIMAUX TRANSMETTEURS : CHIENS ET ANIMAUX SAUVAGES

Les réservoirs sauvages sont nombreux : rongeurs, cervidés... La population canine semble constituer un réservoir potentiel.

LE MODE DE TRANSMISSION : PIQÛRE DE TIQUE

La tique infestée transmet le parasite lors de son repas de sang.

LES SYMPTÔMES CHEZ L'ANIMAL : VARIÉS

La maladie est souvent asymptomatique. L'incubation dure de 2 à 5 mois

Tique © Fleury/Cogis

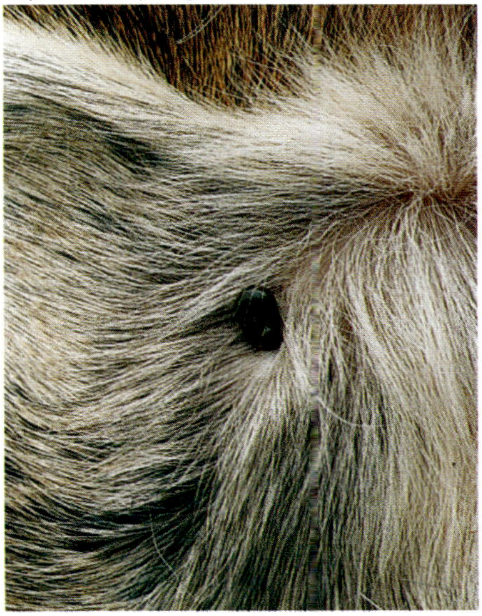

au cours desquels le sujet peut présenter une asthénie de quelques jours. Lorsque les premiers symptômes sont décelés, on observe une anorexie qui accompagne un syndrome fébrile (hyperthermie de 39,5 °C à 40,5 °C) associé parfois à des adénopathies. Apparaissent ensuite divers signes plus marqués : boiteries consécutives à des arthrites, troubles neurologiques (hyperesthésie et douleur, troubles du comportement, etc.), mais aussi plus rarement des troubles cardiaques (bradyarythmie, bloc auriculo-ventriculaire), et enfin des troubles rénaux (crise d'urémie avec ascite...).

LES SYMPTÔMES CHEZ L'HOMME : CUTANÉS, NEUROLOGIQUES

On distingue 3 phases dans l'évolution de la maladie :

– une phase cutanée. Elle est caractérisée par un érythème chronique avec une lésion érythémateuse, centrée généralement sur le point d'inoculation. Au bout de 2 à 3 semaines, le diamètre de l'auréole rouge augmente ;

– une phase neurologique. Apparaissent alors des douleurs musculaires, des paralysies brutales, souvent unilatérales, touchant un membre ou la face et régressant généralement en 6 à 7 semaines, des troubles cardiaques (bradytachycardie, bloc auriculo-ventriculaire) et des méningites lymphocytaires ;

– une phase tardive. Des mois voire des années après les phases précédentes, on assiste chez certains individus au développement d'arthrites ambulatoires récidivantes touchant les genoux, les épaules, les hanches ou les chevilles.

LE TRAITEMENT

Amoxicilline et tétracycline (doxycycline) sont utilisées. Les *Borrelia* sont résistantes aux aminoglycosides et aux quinolones. Le traitement doit être maintenu au moins 10 à 30 jours. Une amélioration est décelable 24 à 48 heures après le début du traitement.

LA PRÉVENTION

Les tiques qui sont fixées sur les carnivores ne sont pas réellement dangereuses pour l'homme. Le parasite n'effectue le plus souvent qu'un seul repas par stade.

Il ne se refixe donc pas avant d'avoir mué sur le sol. En revanche, les carnivores domestiques peuvent ramener dans les habitations des tiques non encore fixées, susceptibles de contaminer l'homme.

Chez l'animal, on utilisera des colliers acaricides à l'amitraze ou des sprays en pulvérisations sur le pelage afin de prévenir l'infestation par des tiques. Après exposition au risque (promenades dans les taillis et bois), il est possible, par un brossage et un examen minutieux du pelage, d'éliminer les parasites avant qu'ils n'aient pu transmettre l'agent pathogène.

Chez l'homme, lors d'activités en forêt, on recommande le port de vêtements couvrants, l'usage de répulsifs appliqués sur la peau (le diéthylméthylbenzamide : DEET) ou d'insecticides (perméthrine) en imprégnation sur les vêtements. Les tiques des carnivores domestiques doivent être arrachées avec précaution, l'hémolymphe et les sécrétions du parasite étant riches en germes.

L'ehrlichiose

DÉFINITION : ZOONOSE BACTÉRIENNE

L'ehrlichiose a globalement la même répartition géographique que la maladie de Lyme.

L'AGENT PATHOGÈNE : *EHRLICHIA*

Les *Ehrlichia* appartiennent à la famille des *Rickettsiaceæ*. Ce sont des bactéries Gram négatif qui se colorent en pourpre violine après coloration au May Grunwald Giemsa. À l'intérieur de la cellule parasitée, le plus souvent des leucocytes (monocyte ou granulocyte), les bactéries sont observées dans une vacuole.
Quatre espèces sont pathogènes pour l'homme : *E. sennetsu* (au Japon), *E. chaffeensis* (aux États-Unis), *E. phagocytophila* et *E. equi* (aux États-Unis et en Europe). Les trois dernières ont été identifiées chez le chien. En revanche, *E. canis*, *E. ewingii* et *E. platis*, trois espèces qui infectent souvent les canidés, n'ont pas été isolées chez l'homme.

Souris © Delphine Dordor

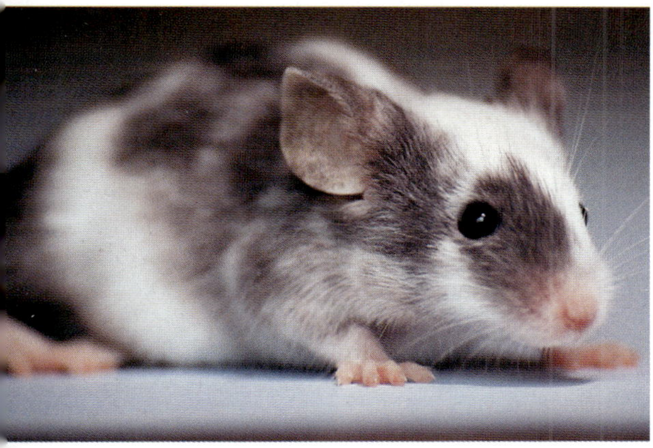

LES ANIMAUX TRANSMETTEURS : MAMMIFÈRES

Divers mammifères domestiques (chien, cheval et bovins) ou sauvages (souris, cerf) seraient impliqués.
Les tiques rencontrées en temps que vecteur de l'ehrlichiose sont les suivantes : *Amhlyomma americanum* et *Dermacentor variabilis* pour *E. chaffeensis*, *Ixodes dammini*, *I. ricinus* pour *E. phagocytophila* et *E. equi*, *Rhipicephalus sanguineus* pour *E. canis*.

LE MODE DE TRANSMISSION : TRANSCUTANÉ

La tique infestée transmet le parasite lors de son repas de sang.

LES SYMPTÔMES CHEZ L'ANIMAL : CUTANÉS, NEUROLOGIQUES

Chez le chien

Manifestations générales : dépression, léthargie, perte de poids et anorexie. Des pétéchies, ecchymoses ainsi que des saignements des muqueuses (épistaxis) peuvent apparaître. Une lymphadénomégalie et une splénomégalie ont été décrites dans 20 à 25 % des cas.
Signes oculaires : les signes le plus souvent rencontrés sont l'uvéite antérieure et l'atteinte rétinienne (choriorétinite, hémorragie, décollement). Signes neuromusculaires : on observe une ataxie avec atteinte du système vestibulaire, des motoneurones centraux ou périphériques et parfois une hyperesthésie localisée ou généralisée. L'œdème des membres est fréquent.

Polyarthrites : les arthrites semblent faire suite à une hémarthrose ou à un dépôt d'immun complexe.
Modifications hématologiques : une anémie non régénérative, une thrombocytopénie et une leucopénie (neutropénie le plus souvent).
Modifications biochimiques : une hyperprotéinémie, une hyperglobulinémie, une hypoalbuminémie et une augmentation des ALAT (ALanine Amino Transférase) sont caractéristiques.
Une protéinurie, une hématurie et une augmentation du temps de saignement ont également été fréquemment observées.

Chez le chat

L'existence de chats naturellement infectés a été rapportée pour *E. canis* et *E. risticii*, ainsi que pour *E. phagocytophila* et *E. equi*. Léthargie, anorexie et hyperthermie plus ou moins marquée sont les symptômes qui ont alors été observés.

LES SYMPTÔMES CHEZ L'HOMME : CUTANÉS, NEUROLOGIQUES

Phase cutanée

Elle est caractérisée par un érythème chronique migrant avec une lésion érythémateuse primaire, centrée généralement sur le point d'inoculation. Au bout de 2 à 3 semaines, le diamètre de l'auréole est rouge.

Phase neurologique

Apparaissent ensuite des douleurs musculaires fulgurantes, des paralysies brutales, souvent unilatérales, touchant un membre ou la face et régressant généralement en 6 à 7 semaines, des troubles cardiaques (bradytachycardie, bloc auriculo-ventriculaire) et des méningites lymphocytaires. D'autres troubles sont observés plus rarement : conjonctivite, uvéite, hépatite, orchite, cystite, etc.

Phase tardive

Des mois voire des années après les phases précédentes, on assiste chez certains individus au développement d'arthrites ambulatoires récidivantes touchant les genoux, les épaules, les hanches ou les chevilles.

LE TRAITEMENT

L'oxytétracycline a autrefois été beaucoup utilisée.
Actuellement, on prescrit davantage la doxycycline.
Chez les jeunes sujets, le chloramphénicol remplace les tétracyclines, mais son utilisation doit être évitée en cas d'anémie ou de pancytopénie.
L'imidocarb s'est révélé très efficace chez le chien et le chat mais des effets secondaires sont observés : salivation, jetage séreux, diarrhée et dyspnée.
En complément de l'antibiothérapie, on peut transfuser des plasmas enrichis en plaquettes.

LA PRÉVENTION

Elle repose sur la lutte contre les tiques.

La cœnurose

DÉFINITION : ZOONOSE PARASITAIRE

La cœnurose est une zoonose parasitaire due à des larves de cestodes des canidés. Selon le cestode impliqué et la localisation de sa larve, la maladie revêt deux formes : une forme cérébrale avec d'importants troubles nerveux, et une forme sous-cutanée avec la présence d'un nodule. Le traitement chirurgical qui s'impose est très délicat pour la cœnurose cérébrale et beaucoup plus facile pour la cœnurose sous-cutanée.

L'AGENT PATHOGÈNE : CESTODE

La cœnurose est due à *Cœnurus cerebralis*, *C. serialis*, *C. brauni*, formes larvaires de parasites de la famille des *Taeniidæ* : *Tænia (multiceps) multiceps*, *T.(M.) serialis* et *T.(M.) brauni* respectivement.
T. multiceps et *T. serialis* ont une répartition cosmopolite. Quant à *T. brauni*, il est seulement présent en Afrique.

Le nombre de cas de cœnurose humaine publiés ne dépasse pas une centaine.

LES ANIMAUX TRANSMETTEURS : CANIDÉS

Les hôtes définitifs sont les canidés : chien, chacal, loup, coyote, renard… Comme hôte intermédiaire potentiel, on rencontre les ongulés et principalement le mouton pour *T. multiceps* ; surtout les lagomorphes, parfois les rongeurs et accidentellement le chat pour *T. serialis* ; les rongeurs pour *T. brauni*.
L'homme fait figure d'hôte intermédiaire accidentel.

LE MODE DE TRANSMISSION : INGESTION

Les agents infestants, les sources de contamination et les modes de transmission sont identiques à ceux de l'échinococcose : ingestion.

LE PLUS DU SCIENTIFIQUE

Les adultes mesurent de 40 à 60 cm de long. Le cycle évolutif est identique à celui des cestodes du genre *Echinococcus*, le cénure correspondant au kyste hydatique. Chez l'hôte intermédiaire, les formes larvaires de *T. multiceps* se fixent au niveau du névraxe (encéphale et moelle épinière) tandis que celles de *T. serialis* et *T. brauni* sont présentes dans le tissu conjonctif sous-cutané et aponévrotique intermusculaire.
Cœnurus cerebralis a l'aspect d'une vésicule flasque d'un diamètre de 5 cm, renfermant un liquide translucide et entourée d'une mince paroi où se trouvent de nombreuses taches blanches, la membrane germinative comportant plusieurs centaines de scolex qui proviennent d'une multiplication asexuée au stade larvaire et donneront naissance à des cestodes adultes chez l'hôte définitif.
Environ 6 semaines après l'ingestion d'un cénure, un grand nombre de tænias arrivés à maturité sexuelle sont présents dans l'intestin grêle du chien. Le mouton se contamine en ingérant des segments ovigères. Ces derniers renferment des embryons hexacanthes qui gagnent les centres nerveux du ruminant en 8 jours. Au bout de 7 à 8 mois, la vésicule cénurienne atteint ses dimensions définitives.

LES SYMPTÔMES CHEZ L'ANIMAL : AUCUN

Les symptômes sont rares. Comme dans d'autres cestodoses, un prurit anal peut apparaître.

LES SYMPTÔMES CHEZ L'HOMME : CUTANÉS, NERVEUX

La cœnurose cérébrale se manifeste par des céphalées, une obnubilation. Les examens neuro-radiologiques orientent le diagnostic qui est confirmé avec l'examen du kyste lors de l'intervention chirurgicale.
La cœnurose sous-cutanée, beaucoup plus bénigne que la forme précédente, est liée à la présence de *Cœnurus serialis* ou de *Cœnurus brauni*. Elle se présente comme un nodule unique, sous-cutané ou plus profond, généralement thoracique ou dans la paroi abdominale. La gêne est légère ou nulle, il existe parfois une douleur à la pression.

LE TRAITEMENT

Chez l'hôte définitif : le praziquantel ou le nitroscanate sont efficaces.
Chez l'hôte intermédiaire : le traitement chirurgical s'impose lors de cœnurose à *C. serialis* avec une localisation sous-cutanée. Il faut éviter de percer la vésicule.

LA PRÉVENTION

Elle réside dans la vermifugation systématique des chiens et l'observation des règles d'hygiène manuelle et alimentaire.
La consommation de cervelle d'animaux infestés et la prédation de lagomorphes ou de rongeurs doivent être proscrites aux chiens. L'accès de ces derniers aux abattoirs est formellement interdit. On évitera de nourrir les lapins domestiques avec de l'herbe ramassée le long des chemins (souvent souillée par les excréments de canidés).

La fièvre aphteuse

DESCRIPTION

La fièvre aphteuse est une zoonose mineure par sa bénignité et surtout par sa rareté. L'espèce humaine est en effet naturellement très résistante au virus aphteux ; le développement de l'infection sur l'homme contaminé paraît lié à une sensibilité individuelle. Rare dans le passé, la fièvre aphteuse de l'homme n'existe plus dans les pays comme le nôtre, qui ont obtenu l'éradication (ou presque) de la maladie animale. L'agent pathogène est un virus de la famille des Picornaviridés, du genre *Aphthovirus*. Il est transmis par les bovins, ovins, caprins, porcins domestiques et sauvages. Les camélidés y sont peu sensibles.

LE MODE DE TRANSMISSION : CONTACT

La transmission à l'homme a pu être rapportée, dans l'immense majorité des cas, à la manipulation de produits virulents souillant une plaie cutanée ou muqueuse ou pénétrant par effraction à la suite d'une blessure ; la contamination par voie respiratoire ou digestive, théoriquement possible, est certainement exceptionnelle. La transmission interhumaine n'a jamais été établie.

La transmission peut se faire par les bovins

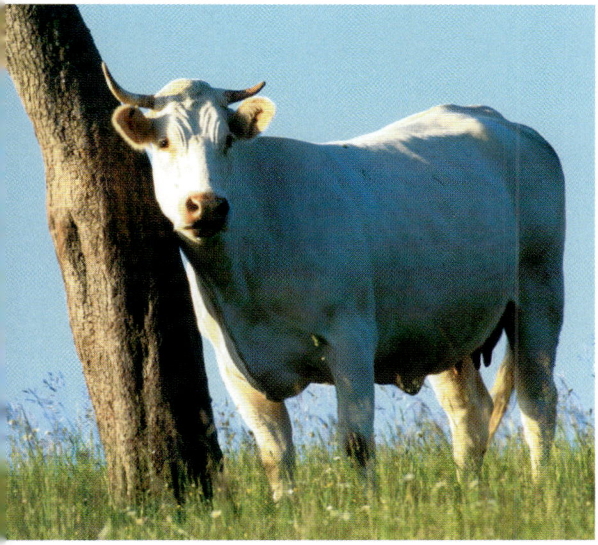

LES SYMPTÔMES CHEZ L'ANIMAL

Fièvre, anorexie, tremblements, apparition de vésicules dans la bouche et sur la muqueuse nasale ; dans les espaces interdigités et sur le bourrelet podal.

LES SYMPTÔMES CHEZ L'HOMME : FIÈVRE ET PAPULES

L'incubation dure 2 à 3 jours ; elle est marquée par une fièvre, rapidement suivie de l'éruption aphteuse sur la peau et/ou les muqueuses.
L'éruption cutanée, la plus fréquente, intéresse les pieds et les mains (paume de la main et surface plantaire, espaces interdigités) ; fourmillements, sensations de brûlure prurigineuse et rougeur du tégument ; dans les 12-24 heures qui suivent, on assiste à la formation des aphtes, plus ou moins nombreux, mais dont les dimensions excèdent rarement quelques millimètres.
L'éruption muqueuse, annoncée par les signes fonctionnels de stomatite, siège essentiellement sur les gencives, la langue, la face interne des lèvres.
La rougeur et la sensibilité initiale des parties atteintes sont rapidement

suivies de la formation de fines vésicules à contenu limpide.

L'évolution est constamment favorable : en 2 à 3 jours, les aphtes se résorbent ou laissent une érosion superficielle qui cicatrise sans laisser de traces, à moins que des surinfections bactériennes ne viennent retarder la cicatrisation.

L'évolution de la fièvre aphteuse humaine peut être encore plus bénigne et passer totalement inaperçue. L'existence d'anticorps spécifiques sur des personnes vivant en milieu très infecté (instituts de préparation des vaccins) et n'ayant pas présenté de manifestations cliniques plaide en faveur de l'existence chez l'homme d'une infection aphteuse inapparente (ou infraclinique).

TRAITEMENT ET PRÉVENTION

Il n'existe pas de traitement médical. Il faut procéder à l'abattage des animaux infectés ainsi que de ceux ayant été en contact avec eux. La prévention consiste en la vaccination et la désinfection des locaux, du matériel.

LA STOMATITE VÉSICULEUSE CONTAGIEUSE

La stomatite vésiculeuse contagieuse est une maladie très voisine de la fièvre aphteuse par ses aspects cliniques. Elle s'en différencie par sa moindre contagiosité, l'atteinte prioritaire du cheval, sa localisation géographique exclusive au continent américain.

La transmission à l'homme résulte :
– soit de contacts avec les animaux malades ;
– soit de contamination au laboratoire par des cultures virulentes ;
– soit de piqûres par insectes vecteurs.

Les symptômes, qui apparaissent en 2 à 8 jours, consistent en :
– un état fébrile rappelant celui de la grippe et assez sévère pour aliter le malade,
– suivi de localisation muqueuse (coryza, conjonctivite, stomatite avec vésicules),
– avec tuméfaction des amygdales et des ganglions cervicaux.
La guérison survient sans complication en une semaine.
Toute suspicion épidémio-clinique mérite d'être confirmée par les preuves expérimentales (virologiques précoces ou sérologiques plus tardives).

La prophylaxie réclame, outre l'éradication de la maladie animale, des précautions individuelles dans la manipulation du virus (sur les animaux ou dans les cultures).

Zoonoses à expressions neurologiques

Appellation	***Agent***	***Réservoir***	***Transmission***	***Symptômes***
Chorioméningite lymphocytaire	*Arenavirus*	Rongeurs	Piqûre d'arthropodes, ingestion, inhalation	Nerveux
Listériose	*Listeria monocytogenes*	Animaux de rente, rongeurs	Ingestion, contact	Nerveux
Rage	Virus	Mammifères	Morsures	Nerveux

La chorioméningite lymphocytaire

DÉFINITION : ZOONOSE VIRALE

Aussi nommée maladie d'Armstrong, cette zoonose est rare en France mais potentiellement importante du fait de la gravité de l'affection et de l'ignorance du portage des hamsters dorés.

L'AGENT PATHOGÈNE : VIRUS

Il s'agit de l'*Arenavirus*, dont ont été identifiées 7 souches.

LES ANIMAUX TRANSMETTEURS : RONGEURS

Souris, hamster, cobaye, chinchilla, renard, chien, singe, lapin – ce dernier est peu sensible mais les adultes peuvent être infectés inapparents.
Réservoir de l'agent pathogène : souris domestique. Elle excrète le virus pendant de longues périodes.
Source de l'agent pathogène : urine et fèces des animaux infectés.
Résistance de l'agent pathogène : virus tué en 20 minutes à 56 °C, inactivé par les rayons ultraviolets, le formol à 0,05 % et l'éther.

LE MODE DE TRANSMISSION : DIVERS

La transmission peut se faire de manière indirecte, par un arthropode : poux, puce, tique, punaise, moustique ; ou directe, à partir d'un animal infecté. La pénétration du virus se fait par voie :
– orale : ingestion d'aliments souillés ;
– respiratoire : inhalation de poussières virulentes ;
– cutanée : morsures.
Le jeune âge et le sexe masculin sont des facteurs de plus grande réceptivité.

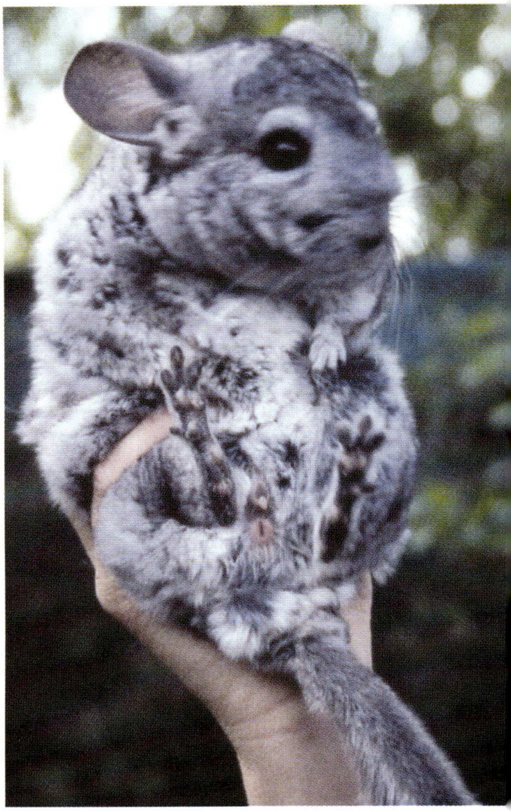

Chinchilla © Photo de l'auteur

LES SYMPTÔMES CHEZ L'ANIMAL : AUCUN

Les symptômes chez les animaux sont le plus souvent inexistants.

LES SYMPTÔMES CHEZ L'HOMME : VARIÉS

On distingue plusieurs formes nerveuses :
– forme méningée ;
– prodrome fébrile avec frissons, myalgies, signes d'infection rhinopharyngée ou toux avec expectoration ;

– installation d'une méningite, raideur de la nuque, diminution des réflexes tendineux ;
– méningomyélite : abolition des réflexes, signe de Babinski transitoire, troubles sensitifs, parésie ou paralysie d'un membre, atteinte des muscles lombaires et abdominaux.
Formes non nerveuses :
– syndrome pseudo-grippal : forme la plus fréquente, en particulier en cas de contamination par les hamsters. Cette forme serait responsable d'avortements spontanés et d'hydrocéphalies congénitales ;
– forme hématologique avec amygdalo-pharyngite nécrotique, hémorragies, leucocytome ;
– forme respiratoire aiguë ;
– infection inapparente.
Autres symptômes : orchite, péricardite.

LE TRAITEMENT

Il est uniquement symptomatique chez l'homme.

LA PRÉVENTION

Elle est exclusivement sanitaire, mais sa mise en place est difficile, d'autant qu'on ignore l'importance de cette maladie dans les élevages. Il faut :
– isoler les rongeurs familiers pour interdire tout contact avec les rongeurs sauvages, la souris domestique en particulier ;
– éliminer les insectes et les parasites externes ;
– éviter les contacts avec les souris, les hamsters, les cobayes, de même qu'avec le chat au cours de la gestation.
– respecter les règles d'hygiène.

La listériose

Définition : zoonose bactérienne

Elle est mondiale, mais la maladie humaine semble plus fréquente dans les pays industrialisés. L'agent pathogène en cause est *Listeria monocytogenes*.

Les animaux transmetteurs

La bactérie est transmise par des animaux domestiques (surtout les moutons, les chèvres et les bovins, plus rarement les équins, porcins et autres carnivores), des animaux sauvages (surtout les rongeurs et les lagomorphes), et dispersée dans l'environnement : égouts, ensilage et matières végétales en décomposition.
Les oiseaux sont aussi sensibles au germe. Parmi les plus sensibles, on note le poulet, la dinde, le canard, le canari et l'oie. Mais d'autres espèces, comme le lagopède, le faisan, les canards sauvages ou encore l'aigle, peuvent être touchées ou sont réceptives au germe.
Le réservoir est constitué par le monde animal (espèces sensibles ou réceptives à *Listeria monocytogenes*), les produits d'origine animale (lait, œufs, viandes et salaisons) et le milieu extérieur (sol, eau, végétaux).

Le mode de transmission : ingestion, contact

Les matières virulentes sont représentées principalement par les urines, les fientes, l'encéphale, le liquide céphalo-rachidien, le placenta pour les mammifères, etc., des porteurs sains, chroniques et des malades.

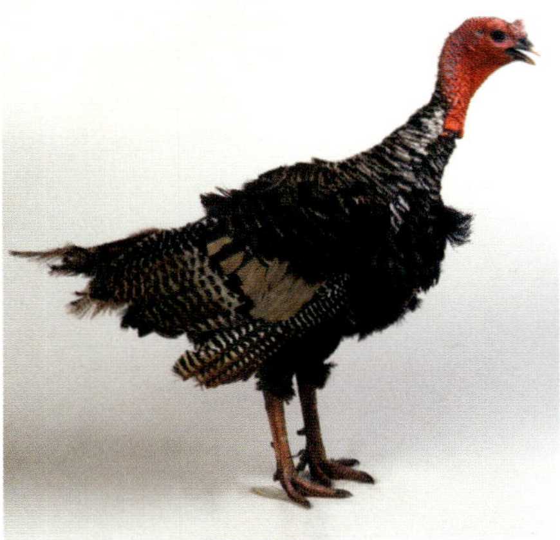

Dinde rouge des Ardennes

Les porteurs chroniques ou convalescents (femme ayant présenté un avortement listérien) éliminent les bactéries encore pendant de longues semaines.
La transmission du germe peut se faire :
– directement et essentiellement par voie hématogène (listériose congénitale). Chez l'homme, la transmission des *Listeria* de la mère au fœtus peut se faire par voie digestive ou respiratoire (infection amniotique, aspiration du germe situé dans le vagin ou le col). Une transmission par contact est possible (contamination d'un fermier au cours d'un vêlage). La listériose cutanée est rare ;
– par les produits d'origine animale : il s'agit d'une contamination par voie digestive à l'origine de cas sporadiques ou épizootiques chez l'homme (épidémie de listériose en France en 1992) ;
– par voie respiratoire (envisageable mais extrêmement rare). C'est le cas des fermiers se contaminant en travaillant dans des bergeries où l'atmos-

phère est confinée et où un nettoyage régulier n'est pas effectué.
La contamination par des tiques porteuses du germe est aussi possible. De nombreux arthropodes (tiques, mouches...) sont porteurs de *Listeria* et pourraient jouer le rôle de vecteur.

LES SYMPTÔMES CHEZ L'ANIMAL : NERVEUX, AVORTEMENTS

La listériose est fréquemment associée à une affection intercurrente qui fragilise le système immunitaire : salmonellose, coccidiose... Les symptômes sont relativement frustes. Ainsi chez de nombreux animaux domestiques et sauvages, on n'observe aucun signe clinique : mais les animaux entretiennent et disséminent largement *Listeria monocytogenes*.
Des troubles nerveux signant une forme méningoencéphalitique, comme des tremblements, un torticolis, une incoordination des mouvements, peuvent se manifester. Dans d'autres cas, on note une forme septicémique à l'origine d'une mort subite. La mortalité, bien que très variable, reste faible en général : elle peut toutefois atteindre 40 %. On observe chez les ovins, caprins, bovins : abattement, fièvre, incoordination, paralysie, salivation et tournis, avortement chez les jeunes ; chez la volaille : chez les jeunes, problèmes de cœur et de foie, signes nerveux et mortalité.

LES SYMPTÔMES CHEZ L'HOMME : NERVEUX

Il est classique de distinguer la listériose de l'adulte et de l'enfant, celle de la femme enceinte et celle du nouveau-né.

Listériose de l'adulte et de l'enfant

Formes neuroméningées, les plus fréquentes :
– méningites aiguës suppurées identiques cliniquement aux méningites bactériennes ;
– méningites aiguës d'allure « virale » ;
– méningites subaiguës à liquide céphalo-rachidien clair qualifiées de « pseudo-tuberculeuses »

Peuvent être aussi observés :
– une forme méningoencéphalitique associant un syndrome fébrile à des troubles nerveux (convulsions, raideur de la nuque, coma, paralysie faciale...). Elle touche en général les sujets de plus de 50 ans La mortalité est élevée ;
– une forme septicémique qui atteint en principe des personnes de moins de 50 ans. La mortalité, moins élevée, relève surtout de pathologies sous-jacentes comme le sida ;
– des cas d'endocardites, d'arthrites, de péritonites ou d'atteintes cutanées sont aussi possibles.
Peuvent s'ajouter au syndrome méningé des troubles de la conscience et des crises convulsives.

Les septicémies se rencontrent surtout chez des personnes débilitées et sont souvent compliquées par une méningite.
Les formes localisées passent souvent inaperçues.
Ce sont des formes angineuses, oculaires (conjonctivite), cutanées (oxemthème), urinaires (uréthrites, cystites), auriculaires (otites), ganglionnaires (adénite cervicale ou sous maxillaire).

Listériose de la femme enceinte

Chez la femme enceinte, la maladie évolue de manière insidieuse sous

forme d'un syndrome fébrile pseudo-grippal accompagné ou non de signes urinaires, digestifs ou plus rarement méningés.
Elle peut se traduire pour le fœtus par un avortement, un accouchement prématuré, par une forme septicémique dans les 4 jours suivant la naissance (mortalité élevée de l'ordre de 75 %) ou d'une forme méningée plus tardive (entre 1 et 4 semaines de vie) de meilleur pronostic (75 % de guérison), débutant en général par des signes digestifs (vomissements, diarrhée) ; elle se poursuit par l'apparition de signes méningés (raideur de la nuque, hypertonie, convulsions...).
Des formes respiratoires peuvent exister chez le nouveau-né.

Listériose néonatale

– Septicémies avec une forme extrême qui est connue sous le nom de *granulomatosis infantiseptica* ;
– méningites ;
– formes respiratoires : détresse respiratoire non spécifique ;
– conjonctivites purulentes ;
– formes peu spécifiques ou inapparentes.

LE TRAITEMENT

On utilisera préférentiellement les tétracyclines. En cas de formes sévères, on pourra utiliser des associations bêta-lactamines-aminosides à des doses supérieures à celles habituellement utilisées. Chez l'homme, l'emploi d'antibiotiques bactéricides capables de traverser la barrière hématoméningée est nécessaire.
On utilise en général des associations bêta-lactamines-aminosides ou triméthoprim-sulthméthoxazole.

LA PRÉVENTION

Elle repose sur une hygiène rigoureuse après la manipulation des oiseaux et autres animaux. Chez la femme enceinte, il faut demander une hémoculture et commencer une antibiothérapie devant tout épisode fébrile ; elle ne doit pas manipuler d'animaux à risques (rongeurs, ruminants, oiseaux).
Les aliments (végétaux, produits d'origine animale) destinés à être consommés crus doivent être soumis à des règles strictes d'hygiène et sont contrôlés bactériologiquement.

La rage

DÉFINITION : ZOONOSE VIRALE

La rage, encéphalomyélite mortelle affectant tous les animaux à sang chaud, homme compris, est l'une des zoonoses majeures les plus graves.
Selon les statistiques de l'OMS, son existence justifie annuellement dans le monde plus de 500 000 « traitements » après morsure et occasionne la mort de 1 000 à 2 000 personnes. Une quinzaine de cas mortels ont été recensés en Europe de l'Ouest ces dernières années.

L'AGENT PATHOGÈNE : VIRUS

Le virus appartient à la famille des *Rhabdoviridæ*, il a une forme de dé à coudre de 60 à 80 µm de large sur 180 à 200 µm de long.

LE PLUS DU SCIENTIFIQUE

Le virus est sensible à différents agents physiques.
Il est complètement inactivé par la lumière, les rayons ultraviolets ou la chaleur (en 15 minutes à 50 °C).
Il est également détruit par de nombreux agents chimiques : les solvants des lipides (éther, chloroforme...), les ammoniums quaternaires, l'eau de Javel, les solutions savonneuses, l'acide phénique, le formol.
En revanche, il est conservé par la glycérine à 50 % et il résiste bien à la putréfaction : il a été possible de mettre en évidence le virus dans un cadavre d'animal enragé enterré depuis 17 jours.

LES ANIMAUX TRANSMETTEURS

Tous les mammifères, domestiques ou sauvages, ainsi que l'homme sont réceptifs au virus rabique et peuvent être infectés dans les conditions naturelles.
Le chien est le principal réservoir dans la majeure partie de l'Asie, de l'Afrique et de l'Amérique du Sud.
Parmi la faune sauvage incriminée : le renard roux en Europe, le chien viverrin en Russie, le renard polaire au Groenland, les mangoustes aux Caraïbes et en Afrique australe, le coyote, la moufette, le raton laveur et le renard gris sur le continent nord-américain.
Ce sont les carnivores domestiques qui assurent le lien entre l'animal et l'homme.

LE MODE DE TRANSMISSION : MORSURE

C'est la morsure (ou griffure) qui représente le mode habituel de contamination de l'homme. La peau ou les muqueuses saines ne laissent pas franchir le virus. Il est difficile cependant d'affirmer l'intégrité absolue de la peau (micro-érosions fréquentes en particulier sur les mains) ou d'une muqueuse.
En France, l'origine des contaminations est variable. Selon les statistiques des centres de traitement antirabique de France au cours de ces dernières années, on constate que 65 % des traitements antirabiques de l'homme ont été mis en place après une contamination par des chiens et 20 % après une morsure par des chats ; la plupart des traitements antirabiques (85 %) résultent donc

d'une infection par chiens et chats. Un très faible pourcentage (9 %) est dû à une contamination par des animaux sauvages et enfin 6 % à un contact avec d'autres animaux domestiques que le chien et le chat.

LES SYMPTÔMES CHEZ L'ANIMAL

L'incubation est en moyenne de 15 à 60 jours, mais peut atteindre plusieurs années.
On distingue une rage furieuse et une rage paralytique mais, entre ces deux extrêmes, il existe quantité de variantes. Quelle que soit la forme de la maladie, la paralysie est une terminaison constante.
Les premiers signes se manifestent par de simples modifications comportementales : le chien devient taciturne et inquiet. Il obéit moins vite. Il cherche la solitude. À de courtes périodes de calme ou de somnolence succèdent des phases d'excitation. Puis les troubles s'accentuent : l'animal est toujours en mouvement, par moment il semble victime d'hallucinations. La voix, modifiée dans son timbre, devient cassée, enrouée ; le jappement, court et répété, se transforme en hurlement prolongé. Des troubles de la sensibilité générale, des frissons et des démangeaisons apparaissent ensuite. La déglutition devient de plus en plus pénible : le chien semble avoir un os dans la gorge. L'animal finit par devenir réellement furieux : il déchire les objets et fuit l'habitation de son maître à vive allure, l'œil hagard.
Dans une dernière période s'installe une parésie générale à laquelle succède une paralysie d'abord du train postérieur puis des mâchoires et qui envahit finalement les autres régions. La mort survient dans une prostration complète.
L'évolution est toujours rapide : 2 à 10 jours (4 à 5 jours le plus souvent).

Le chien devient taciturne et inquiet

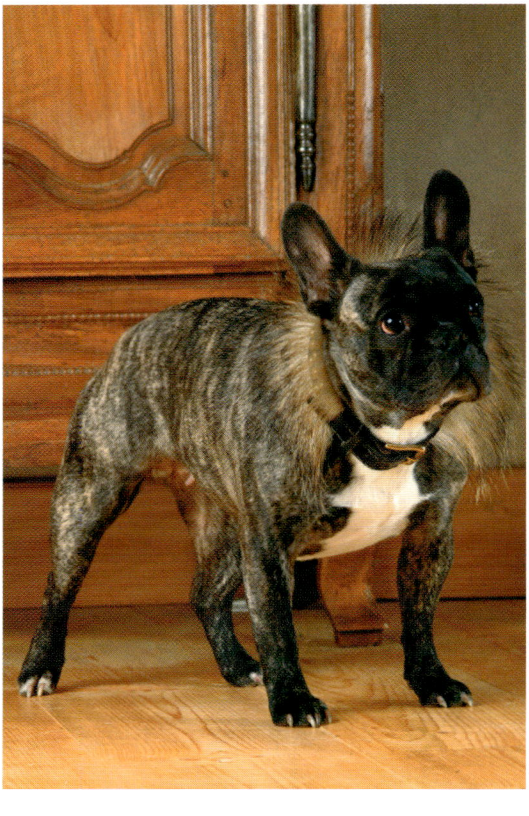

LES SYMPTÔMES CHEZ L'HOMME : NERVEUX

La maladie débute après une période d'incubation d'une trentaine de jours (variable de 10 jours à plusieurs mois). Quelques signes précèdent le tableau clinique : douleurs, fourmillements au siège de la morsure, anxiété…
Expression clinique nerveuse avec excitation psychomotrice ; distinction artificielle entre rage spastique (la plus fréquente), rage furieuse (ou démentielle) et rage paralytique ;

polymorphisme clinique ; issue régulièrement mortelle.
Parmi les symptômes les plus évocateurs, on peut signaler le spasme hydrophobique, propre à l'homme. Les déglutitions de liquides entraînent un spasme pharyngé brutal et très douloureux qui bloque les voies aéro-digestives ; cette crise qui se répète à chaque tentative de déglutition d'un liquide terrorise le malade au point que, souvent, la seule présentation d'une boisson suffit à la provoquer (hydrophobie). L'hyperesthésie sensorielle peut être également recherchée, soufflant sur la nuque ou le visage, et se traduit par une aérophobie génératrice de frissons, voire de spasmes pharyngés.
Les signes généraux s'aggravent au cours de l'évolution qui est brève (mort en 3 à 6 jours). La rage peut prendre en fait les aspects les plus variés et parfois montrer un tableau tout à fait atypique où l'hyperexcitabilité, l'hydrophobie, les paralysies peuvent manquer, ce qui explique qu'elle peut ne pas être reconnue.

LE TRAITEMENT

Le traitement proprement dit, c'est-à-dire de la rage déclarée, est inefficace ; il se borne actuellement à soulager le mourant. Toutes les tentatives d'emploi d'interféron ou de gammaglobulines antirabiques se sont soldées par des échecs. Le recours aux techniques d'hibernation artificielle permet de maintenir en vie les malades pendant plusieurs semaines mais les lésions sont irréversibles et la mort ne peut pas être évitée.

Traitement immédiat d'une morsure

Avant la déclaration, le traitement local des blessures en cas de risque d'infection rabique par des moyens chimiques ou physiques est le mécanisme de protection le plus efficace : le nettoyage immédiat avec du savon ou un détersif, puis le rinçage à l'eau ou le simple rinçage abondant avec de l'eau sont indispensables (méthode recommandée dans tous les cas de morsure, même en l'absence de risque d'infection rabi-

Séance de vaccination © Hermeline/Cogis

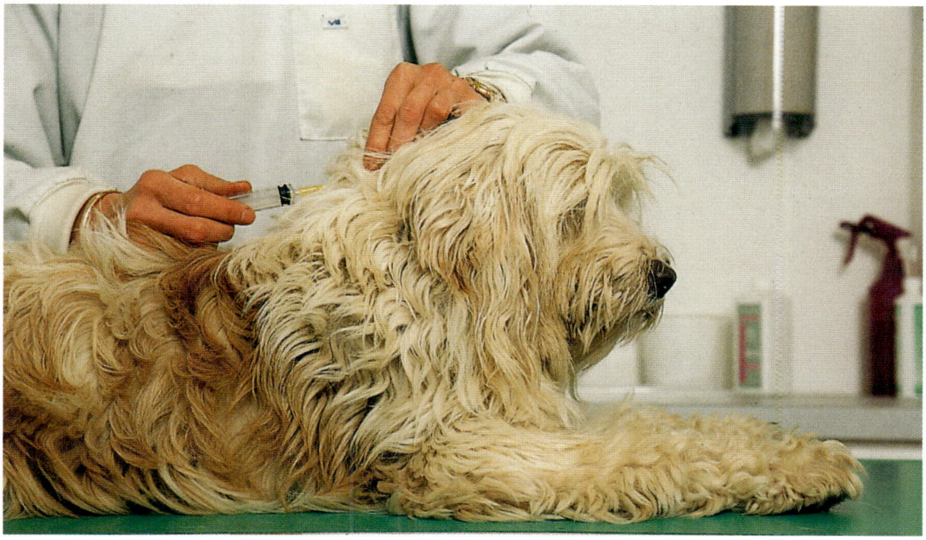

que). Appliquer ensuite soit de l'alcool à 40-70 %, de la teinture d'iode ou une solution iodée, soit des sels d'ammonium quaternaire à 0,1 %.

Traitement médical ou sous contrôle médical

Il doit impérativement être précédé du traitement local décrit ci-dessus. Ensuite, appliquer du sérum antirabique par instillation prudente en profondeur dans la blessure et par infiltration autour de la blessure.
Ne pas suturer immédiatement la plaie ; si la suture est nécessaire, du sérum antirabique localement, comme indiqué plus haut.
Enfin, s'il y a lieu, instituer un traitement antitétanique et administrer des antibiotiques et d'autres médicaments propres à combattre des infections autres que la rage.

LA PRÉVENTION

Vaccination préventive

Elle s'adresse exclusivement aux personnes régulièrement exposées dans leur profession, c'est-à-dire vétérinaires, gardes-chasses et taxidermistes, employés des abattoirs, agents des services vétérinaires, personnel des laboratoires de diagnostic et de fabrication des vaccins, personnel médical des centres de réanimation pouvant recevoir des personnes atteintes de rage…
La vaccination comprend deux injections sous-cutanées à 1 mois d'intervalle ; une prise de sang est réalisée 15 jours après la deuxième injection, en vue d'un titrage des anticorps.
Un premier rappel a lieu un an après la primovaccination.
Il est accompagné d'une prise de sang qui permet d'apprécier la réponse immunitaire humorale de chaque personne vaccinée ; en fonction du taux d'anticorps, les rappels ultérieurs sont effectués au bout de 1 à 3 ans.
La vaccination préventive ne dispense pas une personne contaminée du traitement vaccinal mais elle réduit le nombre d'injections à effectuer après la contamination.

Traitement préventif après contamination

Le principe de cette vaccination après contamination correspond à une course de vitesse entre le virus sauvage inoculé par l'animal enragé et l'immunité engendrée par des injections répétées de vaccin antirabique.
L'intervention doit donc être précoce.
La décision de commencer ou non une vaccination ainsi que le choix de ses modalités (vaccination ou sérovaccination, nombre d'injections…) appartient exclusivement au médecin qui doit apprécier le degré du risque encouru.
La lutte contre la rage humaine passe obligatoirement par la lutte contre la rage animale puisque cette maladie est une zoonose « exclusive ». Indépendamment du respect des mesures générales de prophylaxie sanitaire, on peut recommander un certain nombre de précautions pour les personnes se trouvant en zone d'enzootie rabique.

Comportement préventif

Il importe tout spécialement de ne jamais recueillir, caresser ou transporter un animal sauvage, et surtout un renard, en zone d'enzootie. Plusieurs exemples ont déjà été signalés en France de personnes ayant dû suivre un traitement antirabique à la suite de contact qu'elles auraient fort bien pu éviter. Les mêmes précautions devront être respectées vis-à-vis des cadavres d'animaux sauvages en zone d'enzootie.

En cas de morsure par un animal domestique, il est primordial d'essayer de l'identifier pour qu'il soit soumis à un examen vétérinaire et à la surveillance prévue.

À RETENIR

Nature de l'exposition à l'infection	***État de l'animal mordeur (qu'il ait ou non été vacciné)***		***Traitement recommandé***
	Au moment de l'exposition	***Pendant les 10 jours suivant l'exposition (a)***	
Contact, mais pas de lésions Contact indirect Pas de contact	Enragé		Pas de traitement
Léchage de la peau Égratignures ou érosions Morsures mineures (parties couvertes des bras, du tronc et des jambes)	Suspect (b)	Sain	Traitement vaccinal. Arrêter le traitement si l'animal reste sain pendant 5 jours (a-c)
		Enragé	Traitement vaccinal. Administrer du sérum dès qu'on a un diagnostic positif, et poursuivre jusqu'au bout la série de vaccinations
	Enragé, animal sauvage (d) ou animal ne pouvant être mis en observation.		Sérum + vaccin
Léchage des muqueuses Morsures importantes (multiples, ou à la face, à la tête, aux doigts ou au cou)	Animal domestique sauvage (d), suspect (b) ou enragé ; ou animal ne pouvant être mis en observation		Sérum + vaccin. Arrêter le traitement si l'animal demeure sain pendant 5 jours (a-c)

(a) La période d'observation indiquée dans ce tableau ne s'applique qu'aux chiens et aux chats.
(b) Dans les régions d'enzootie, en cas de morsure par un animal non provoqué, on doit considérer que l'animal est suspect à moins que l'examen de laboratoire (microscopie de coupes du cerveau en fluorescence) ne donne un résultat négatif.
(c) Ou si l'examen microscopique de coupes du cerveau en fluorescence donne un résultat négatif.
(d) En général, l'exposition aux rongeurs et aux lapins n'exige pour ainsi dire jamais de traitement antirabique spécifique.

Zoonoses à expressions diverses

Appellation	***Agent***	***Réservoir***	***Transmission***	***Symptômes***
Maladie de Newcastle	*Paramyxovirus*	Oiseaux	Respiratoire	Oculaires
Leishmaniose	*Leishmania*	Canidés Rongeurs	Piqûre de moustique	Cutanés

La maladie de Newcastle

DÉFINITION : ZOONOSE VIRALE

On l'appelle également pneumo-encéphalite aviaire, pseudo-peste aviaire, maladie de Ranikhet.

La gravité de cette maladie ainsi que sa rapidité de propagation en font un fléau en élevage avicole. Elle peut en effet atteindre un très grand nombre d'espèces d'oiseaux sauvages ou domestiques.

La maladie chez l'homme est en général bénigne.

Le virus est très largement réparti à travers le monde. On retrouve la maladie sur les cinq continents mais ce sont les continents africain, américain et asiatique qui sont les plus touchés.

L'AGENT PATHOGÈNE : *PARAMYXOVIRUS*

Il appartient à la famille des *Paramyxoviridæ* qui comprend 3 genres : les *Paramyxovirus*, les *Morbillivirus* et les *Pneumovirus*.

Le virus de la maladie de Newcastle peut être classé en trois types de souches :

– celles à l'origine d'épizooties très meurtrières (mortalité proche de 100 %) qui s'accompagnent d'une atteinte viscérale ou nerveuse associée ou non à des troubles respiratoires ;

– celles à l'origine de troubles respiratoires ou nerveux, qui s'accompagnent d'une mortalité élevée seulement chez les jeunes (mortalité proche de 50 %) ;

– celles à l'origine de quelques troubles respiratoires sans mortalité.

LES ANIMAUX TRANSMETTEURS : POULET, DINDE

Le poulet et la dinde sont les espèces aviaires les plus touchées par la maladie de Newcastle mais de nombreuses espèces d'oiseaux peuvent contracter la maladie. Depuis son isolement initial en 1926 (Indonésie), le virus a été isolé dans 117 espèces

Poulets élevés en liberté © Vidal/Cogis

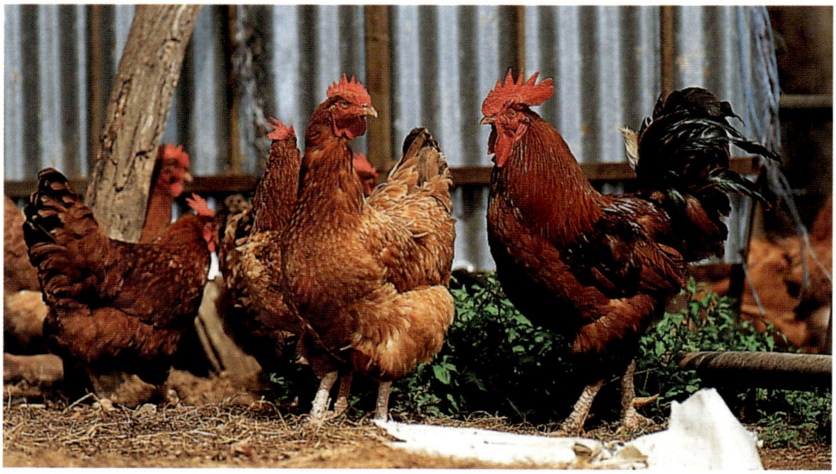

différentes d'oiseaux appartenant à 17 des 24 ordres de la classe *Aves*.
Les mammifères sont dans l'ensemble insensibles au virus, mais certains d'entre eux comme le chat, la souris ou l'homme sont capables de multiplier transitoirement le virus. Le réservoir est constitué par l'ensemble des oiseaux, qu'ils soient malades ou porteurs (vaccinés ou non).

LE MODE DE TRANSMISSION : RESPIRATOIRE

Les sources de virus sont représentées principalement par les oiseaux malades mais aussi par les oiseaux porteurs (porteurs sains, chroniques ou vaccinés).
Certains mammifères joueraient un rôle de transporteur passif du virus. Sécrétions respiratoires et fientes constituent les principales matières virulentes. Le virus se propage d'un oiseau à l'autre par voie respiratoire en général, éventuellement par voie digestive. L'homme se contamine à partir d'aérosols de matières virulentes (contact avec des oiseaux malades, produits et objets souillés). Ce sont les personnels de laboratoire, des abattoirs de volailles qui sont les plus touchés par la maladie.

LES SYMPTÔMES CHEZ L'ANIMAL : RESPIRATOIRES

Après une incubation moyenne de 5 à 7 jours, poules et dindes peuvent présenter 4 formes.

- Des formes suraiguës : elles sont à l'origine d'une mort rapide (1 à 2 jours). Les oiseaux sont abattus, prostrés, anorexiques, ont des plumes ébouriffées…

- Des formes aiguës pour lesquelles on distingue 3 phases :
– une phase d'invasion où les oiseaux sont abattus. Ils peuvent présenter une cyanose des muqueuses, voire une hémorragie ou un œdème de la crête et des barbillons ;
– une phase d'état associant ou non des troubles digestifs (diarrhée verdâtre), respiratoires (dyspnée, éternuements, catarrhe oculo-nasal) et une chute brutale de la ponte (œufs de petite taille, blanchâtres) ;
– une phase terminale aboutissant à une aggravation mortelle ou à une guérison progressive et longue. Les oiseaux présentent souvent des séquelles nerveuses et des anomalies de la ponte (diminution du taux de ponte).

- Des formes subaiguës et chroniques : les symptômes sont dominés par des troubles respiratoires (catarrhe oculo-nasal, complications de mycoplasmose…) associés ou non à une chute du taux de ponte. Des troubles nerveux et digestifs sont possibles mais restent rares.

- Des formes asymptomatiques fréquentes : pintade et caille présentent surtout des troubles nerveux et une légère diarrhée. On a une chute du taux de ponte pouvant atteindre 30 % chez la caille. Faisan, perdrix et pigeon présentent le plus souvent des troubles nerveux (la plupart du temps sans évolution mortelle). Le pigeon, en plus des symptômes nerveux, peut avoir une diarrhée verdâtre avec une mortalité élevée (30 à 40 %).

LES SYMPTÔMES CHEZ L'HOMME : OCULAIRES

Après une incubation de 1 à 4 jours, une conjonctivite unilatérale à l'origine d'une congestion et d'un larmoiement est le plus souvent observée. La maladie guérit en quelques semaines sans séquelles ou évolue en une infection généralisée pendant quelques jours, mimant un syndrome pseudo-grippal.

LE TRAITEMENT

Le traitement est uniquement symptomatique et vise à éviter les complications bactériennes.

LA PRÉVENTION

Elle repose pour les pays indemnes (France) sur plusieurs mesures.

• Des mesures défensives. Aux frontières, les importations sont contrôlées et ne doivent s'établir qu'avec des pays indemnes, l'ensemble associé à une mise en quarantaine des oiseaux vivants. Des contrôles sérologiques et virologiques peuvent être effectués.
Ces mesures, insuffisantes du fait de la propagation facile du virus et de la possible intervention des oiseaux sauvages, doivent être complétées au sein des élevages indemnes par une hygiène rigoureuse.

• Des mesures offensives. Elles sont utiles pour éradiquer la maladie lors d'apparition d'un foyer. Les mesures suivantes doivent être appliquées :
– abattage total des lots infectés sans effusion de sang, par gazage par exemple (bromure de méthyl), avec destruction des œufs et des cadavres ;
– désinfection des locaux et du matériel (soude à 2 %) ;
– désinsectisation, destruction des litières et des fientes ;
– mesures pour éviter la propagation du virus par les activités humaines (utilisation de bottes et de vêtements à usage unique ; précautions pour éviter la formation d'aérosols, la contamination des yeux, par le port de gants, de masque, travail sous hotte...).
Lorsqu'on vaccine les oiseaux, on doit se protéger les yeux, la nez et la bouche à l'aide d'un masque et de lunettes.
Si l'abattage total n'est pas réalisable (problème économique), on doit associer à la lutte sanitaire un programme de vaccination.

• La prophylaxie médicale. En France, on utilise des vaccins à virus vivants qui permettent une vaccination de masse par aérosols.

La leishmaniose

DÉFINITION : ZOONOSE PARASITAIRE

La leishmaniose est une parasitose due à un protozoaire flagellé du genre *Leishmania*. Chez l'homme existent différentes formes : viscérale, cutanéo-muqueuse et cutanée localisée ou diffuse. Présent dans le sud de la France, principalement sur le pourtour méditerranéen, le parasite se multiplie dans l'intestin du phlébotome (un petit moustique), qui peut à son tour, au bout d'une semaine, transmettre des parasites infectieux. En France métropolitaine, la leishmaniose viscérale est la plus fréquemment rencontrée. Après une incubation de 1 à 6 mois, le diagnostic peut être évoqué devant une fièvre irrégulière, une pâleur extrême, un amaigrissement, des ganglions, un grossissement de la rate ou du foie.

L'AGENT PATHOGÈNE : *LEISHMANIA*

Les leishmanies sont des protozoaires du genre *Leishmania* (sous-genres *Leishmania* et *Viannia*). Toutes les leishmanies trouvées chez l'homme ont la même morphologie, la distinction entre les 6 espèces et les 15 ou 16 sous-espèces repose sur des considérations biochimiques.
Leishmania infantum est présente dans le sud de la France, principalement sur le pourtour méditerranéen (Côte d'Azur, Provence, Cévennes, Pyrénées-Orientales et Corse).
Leishmania donovani infantum est la seule leishmanie rencontrée en France ; elle est aussi nommée *L. donovani* par certains auteurs ou *L. infantum*.
L. enrietti décrite chez le cobaye n'existerait qu'en Amérique du Sud.

LES ANIMAUX TRANSMETTEURS

La quasi-totalité des mammifères est réceptive : l'homme, les canidés (domestiques et sauvages), le chat et les félidés sauvages, les bovins, les ovins, les caprins, les équidés, les rongeurs…
L. donovani parasite seulement l'homme, chez qui il est responsable du « kala-azar indien », tandis que les autres leishmanies parasitent également des animaux et sont donc à l'origine de zoonoses. Le chien est le réservoir de trois espèces (*L. infantum*, *L. chagasi*, *L. braziliensis*),

LE PLUS DU SCIENTIFIQUE

Leishmania est un parasite flagellé d'une taille inférieure ou égale à 12 µm. Il prolifère et se différencie dans l'intestin grêle des diptères hématophages puis migre vers les parties antérieures et buccales de leur tractus digestif.
Lors de la prise d'un repas sanguin, les phlébotomes infestés injectent le parasite sous la peau des hôtes mammifères. Les leishmanies sont arrondies, ovoïdes, d'un diamètre de 3 à 4 µm. Leur cytoplasme renferme un noyau volumineux arrondi, un kinétoplasme bacilliforme très visible et un petit kinétosome punctiforme peu visible. Après coloration au May Grunwald Giemsa, le cytoplasme est violacé, le noyau et le kinétoplaste rouge sombre. La vésicule puis la cellule se rompent. Les parasites ainsi libérés passent par endocytose dans une autre cellule phagocytaire mononucléée.

mais il peut également héberger *L. arabica*, *L. major*, *L. panamensis* et *L. tropica*.
Les vecteurs sont les phlébotomes, insectes diptères. Les adultes, de petite taille (2 à 3 mm), ont une couleur jaune grisâtre. Seules les femelles, hématophages, sont capables de transmettre le parasite. Pas moins de dix espèces sont vectrices de *L. infantum* et *L. donovani*. Elles appartiennent majoritairement au sous-genre *Larroussius*. Les sous-genres *Adlerius*, *Euphiebotomus*, *Paraphlebotomus* et *Symphlebotomus* sont également impliqués.
Mis à part l'Inde, où l'homme est l'unique réservoir de l'affection, les leishmanioses sont des zoonoses domestiques et/ou sauvages.
En ce qui concerne la leishmaniose cutanée localisée, *L. guyanensis* (en Guyane française et au Brésil) et *L. panamensis* (au Panama) ont pour réservoir des édentés : le fourmilier arboricole et le paresseux à deux doigts. Les hôtes réservoirs de *L. æthiopica* sont les damans. Les deux espèces *L. mexicana* et *L. amazonensis* ont les rongeurs pour réservoir.
Quant aux leishmanioses cutanéo-muqueuses, dues à *L. braziliensis*, elles ont comme réservoir les canidés, les équidés, les rongeurs domestiques et sauvages.

Le mode de transmission : piqûre de moustique

Les sources de l'agent pathogène sont d'une part la régurgitation du contenu du pharynx de phlébotomes lors de la piqûre, et d'autre part la salive, les sécrétions nasales, urine, fèces, ulcères cutanés des sujets malades.
La transmission indirecte, par des piqûres de phlébotomes infestés, est essentielle. La contamination directe est possible lorsqu'il y a souillure d'une plaie par l'exsudat provenant d'un ulcère de chien malade, mais le risque reste très faible.
En France, les deux vecteurs principaux de *Leishmania infantum* sont *Phlebotomus perniciosus* (le plus fréquent sur le littoral méditerranéen, ayant une préférence pour le chien), et *Phlebotomus ariasi*, qui s'attaque aussi bien à l'homme qu'au chien.
La transmission de la maladie se fait lors des piqûres du phlébotome femelle (seule hématophage), qui se contamine en piquant un animal infecté. L'homme n'est jamais une source de parasites car ceux-ci ne sont pas présents dans la lymphe dermique. Les phlébotomes sont actifs en été et le soir, et ce d'autant plus qu'il y a une source d'humidité à proximité. Les chiens à poils longs sont autant exposés que les autres, dans la mesure où le phlébotome peut piquer sur le museau ou en région abdominale, où la peau est assez fine et non recouverte de poils.
La transmission directe du parasite du chien à l'enfant est théoriquement possible par l'intermédiaire des ulcères cutanés, mais demeure très rare.
La contamination à l'enfant se fait surtout de façon indirecte par l'intermédiaire de la mouche piqueuse du fait du rôle de réservoir du chien, d'autant plus que les chiens asymptomatiques leishmaniens sont nombreux.

Les symptômes chez l'animal : viscéraux et cutanés

Chez le chien

Leishmaniose viscérale

L'expression de la maladie dépend entre autres facteurs de l'âge, de l'état général et du degré d'immunité de l'animal. Le délai d'incubation est mal fixé, 5-6 mois, parfois plusieurs années durant lesquelles le chien constitue une source de parasites.

- Manifestations générales : on note une apathie avec un amaigrissement général et une atrophie musculaire, particulièrement marquée pour les muscles crotaphites, ce qui donne à l'animal un faciès de vieux. Les signes d'anémie sont progressivement présents. Hémorragies digestives et épistaxis sont parfois observées. Des ostéites ont été décrites.
- Manifestations cutanéo-muqueuses : une dermite sèche non prurigineuse apparaît autour des yeux, sur la face externe des oreilles. Dans ces régions, les poils sont clairsemés, la peau est épaissie, sèche, recouverte de squames amiantacées (couleur gris amiante), de grande taille (4 à 5 mm). Dans 60 % des cas, cette dermite s'accompagne d'ulcères cutanés qui se développent préférentiellement à l'extrémité des oreilles, sur le chanfrein, aux ailes du museau, aux commissures palpébrales et sur toutes les saillies osseuses. Certains malades présentent un allongement des griffes qui se recourbent à leur extrémité (ongles de fakir).
- Manifestations viscérales : tous les ganglions sont hypertrophiés, le volume de la rate, parfois douloureuse à la palpation, est augmenté. La néphrite se traduit par une protéinurie souvent élevée. L'hyperurémie, fréquente en fin d'évolution, cause la mort des animaux.
- Manifestations oculaires : granulomes oculaires (palpébraux et conjonctivaux). Le chémosis très intense, l'œdème cornéen.

La maladie peut être mortelle en quelques mois, mais la plupart du temps elle évolue sur plusieurs années.

Leishmaniose cutanée pure

La leishmaniose à *L. major* a tendance à la viscéralisation mais on ne peut exclure une forme cutanée pure papulo-ulcéreuse. En cas d'infestation par *L. braziliensis* ou *L. major*, la maladie est le plus souvent asymptomatique chez le chien, mais des manifestations cutanées sont parfois decelées (ulcères cutanés).

Chez le chat

La leishmaniose se traduit essentiellement par des signes cutanés de trois types :

Dermite atopique : skin test © Dr T. Hazan

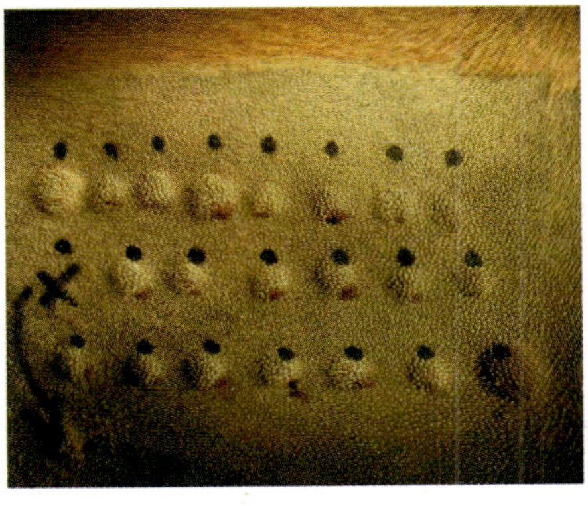

Sang de chien parasité sous microscope : leishmaniose © Dr T. Hazan

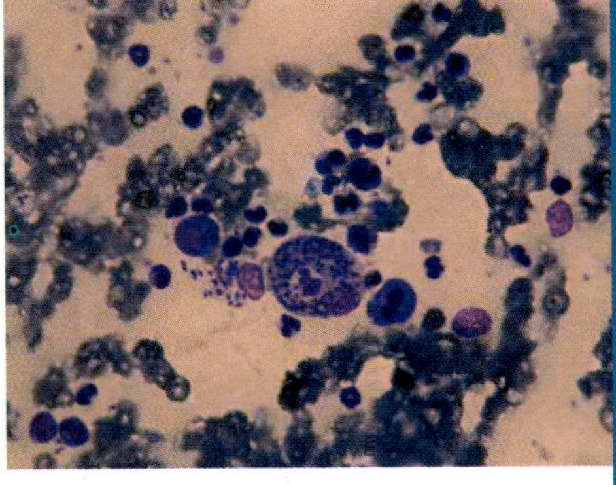

– ulcères localisés au thorax, au nez, aux paupières et aux oreilles ;
– nodules sur les oreilles et le nez ;
– érythème prurigineux.

Des manifestations générales ont été quelquefois rapportées :
– atteinte de l'état général avec des épisodes fébriles ;
– adénite localisée ou généralisée.

Chez les canidés sauvages

Le renard peut manifester une forme générale identique à celle du chien.

LES SYMPTÔMES CHEZ L'HOMME

L'homme et le chien sont soumis tous deux aux piqûres des phlébotomes mais l'infestation n'a pas les mêmes conséquences chez ces deux hôtes : le chien développe très souvent la maladie alors que l'homme en général élimine le parasite ou en reste porteur sain. Ce n'est que de façon exceptionnelle que l'homme devient malade. Les facteurs favorisant le développement d'une leishmaniose chez l'homme infesté sont une immunodépression (sida, traitements immunosuppresseurs, corticothérapie au long cours, tuberculose, cirrhose, drépanocytose, etc.). Il existe plusieurs foyers urbains de leishmaniose dans le sud de la France (Marseille, Nice, Toulon, Bastia, Draguignan), ainsi que des foyers ruraux (Cévennes, Lubéron, Pyrénées-Orientales). Selon l'espèce de *Leishmania* mise en cause, la maladie revêt chez l'homme des formes viscérales, cutanées localisées, cutanées diffuses ou cutanéo-muqueuses.

Bien que beaucoup de personnes soient souvent piquées par les phlébotomes infestés par des leishmanies, la plupart ne développent pas la maladie. Toutefois, en cas d'immunodépression (séropositivité pour le VIH, traitement immunosuppresseur à la suite de greffes d'organe, affections hématologiques cancéreuses, maladies auto-immunes), il y a évolution vers le tableau clinique complet de la maladie.

	***Sous-genre* Leishmania**		***Sous-genre* Viannia**	
Ancien Monde	*L. infantum*	*L. infantum*		
	L. donovani	*L. tropica*		
		L. major		
		L. gerbili		
		L. arabica		
		L. œthiopica		
Nouveau Monde	*L. chagasi*	*L. infantum*	*L. guyanensis*	*L. braziliensis*
	L. infantum	*L. mexicana*	*L. naiffi*	
		L. amazonensis	*L. lainsoni*	
	LV	LCL	LCD	LC/LCM

L. chagasi *n'est vraisemblablement que* L. infantum *importé en Amérique.*
LV : Leishmaniose viscérale
LC : Leishmaniose cutanée
LCL : Leishmaniose cutanée localisée
LCD : Leishmaniose cutanée diffuse
LCM : Leishmaniose cutanéo-muqueuse

Leishmaniose viscérale ou kala-azar

Le kala-azar (du sanscrit « maladie noire ») sévit à l'état endémique en Asie (Inde, Chine), en Amérique du Sud, en Afrique et sur le pourtour méditerranéen (en France : Languedoc-Roussillon, Cévennes, Corse). Des foyers de leishmanioses cutanées peuvent abriter des formes viscérales. En France, 78 % des cas de kala-azar se voient avant 4 ans. La piqûre du phlébotome est douloureuse mais ne laisse pas de trace. L'incubation est en moyenne de de 1 à 6 mois. Le symptôme le plus fréquent et le plus précoce est une fièvre irrégulière, modérée mais persistante durant toute l'évolution de la maladie. On note une splénomégalie, une hépatomégalie et une adénomégalie. On observe une pancytopénie suite à la multiplication des parasites dans la moelle osseuse, et une hypergammaglobulinémie. Sans traitement, la maladie est mortelle après une longue évolution, sauf en cas de complications graves, où le décès intervient plus rapidement. Cependant, de nombreux cas atypiques ont été signalés. La fièvre peut être absente au début, la splénomégalie peut manquer pendant toute ou partie de la maladie. Des formes particulières avec syndrome néphrotique, manifestations oculaires (hémorragies rétiniennes, iridocyclite), ou pulmonaires sont observées. Chez les personnes immunodéprimées, les formes cliniques suivantes ont été décrites : digestives (gastrite pseudo-ulcéreuse, diarrhée, malabsorption), cutanées (lésions papuleuses), pleuro-pulmonaires…

Leishmanioses cutanées localisées

On note une ulcération, de contour ovale ou arrondi, limitée par un bourrelet inflammatoire périphérique surélevé riche en parasites. Ces lésions, localisées au site d'inoculation du parasite par le phlébotome, sont indolores et ont une évolution chronique, avec une guérison spontanée après un délai de plusieurs mois, voire plusieurs années.

Spontanée ou après traitement, la guérison s'accompagne d'une cicatrice indélébile.

Leishmanioses cutanées diffuses

On note la présence de nodules disséminés sur l'ensemble du corps. Initialement isolés, ils peuvent confluer en larges plaques.

Leishmanioses cutanéo-muqueuses ou « espundia »

Elles évoluent en deux stades successifs : une lésion cutanée primaire (identique à celles rencontrées lors de leishmaniose cutanée localisée), suivie éventuellement par une atteinte secondaire des muqueuses faciales. Une fois la lésion primaire guérie, la maladie reste inapparente de longs mois, de nombreuses années, voire toute la vie du sujet. Mais dans un pourcentage important de cas, une atteinte des muqueuses faciales se produit. Débutant à la muqueuse nasale, elle s'étend ensuite aux muqueuses buccales, pharyngées et laryngées. Le processus pathologique, très destructeur, peut conduire à des mutilations faciales sévères.

L'incubation est de 15 jours à 2 mois. Les lésions peuvent se situer aux endroits exposés aux piqûres de phlébotomes, principalement la face, les bras et les jambes. Les lésions cutanées se présentent sous forme d'une ou plusieurs papules rougeâtres, s'ulcérant puis régressant généralement spontanément après 3 à 6 mois. Cependant, des complications peuvent apparaître avec adénopathies satellites, extension aux muqueuses buccales chez des sujets dont le système immunitaire est insuffisant ou incompétent, et pouvant alors s'accompagner de surinfection bactérienne. Ainsi, des cas rarissimes d'atteinte de la muqueuse nasale ont été observés, avec formation granuleuse, ulcère et saignement d'où obstruction occasionnelle de la narine et épistaxis. La rhinite peut, dans les cas graves, s'accompagner d'une perforation des cornets nasaux.

LE TRAITEMENT

Chez les animaux, les produits utilisés étant des toxiques hépato-rénaux, le traitement ne peut être envisagé que lorsque l'activité fonctionnelle du foie et du rein est correcte. En France, nous disposons de l'antimoniate de N-méthylglucamine. Le traitement consiste en 15 à 20 injections. Chez l'homme, le traitement fait appel à des médicaments de la famille des antimoniés. Ces médicaments ont des effets secondaires importants. Des durées de traitement d'au moins de 20 jours sont recommandées. On utilise la pentamidine ou l'amphotéricine B. La première expose au risque de diabète, la seconde à une toxicité rénale. L'incorporation de l'amphotéricine B dans des liposomes permet de réduire sa toxicité tout en conservant son activité antileishmanienne. L'adjonction d'interféron gamma, notamment chez les immunodéprimés, potentialise l'action des antileishmaniens.

Le traitement de la leishmaniose viscérale tant chez l'homme que chez le chien fait appel en première intention à un dérivé de l'antimoniate la méglumine (Glucantime) en injections intromusculaires ou en perfusions intraveineuses lentes. Des échecs sont fréquents chez le chien, qui reste porteur du parasite et rechute à l'arrêt du traitement. La répétition des cures de Glucantime chez le chien sélectionne des souches résistantes susceptibles d'être transmises par les phlébotomes aux autres chiens et à l'homme. En cas de résistance, deux autres produits sont efficaces : la pentamidine (Lomidine) et l'amphotéricine B en perfusion. L'association interféron gamma et chimiothérapie est actuellement la thérapeutique la plus efficace. L'interféron gamma est une cytokine produite par le système immunitaire qui, à la différence des interférons alpha et bêta, active les macrophages chargés des défenses immunitaires contre les agents infectieux. La prophylaxie générale suppose le dépistage et le traitement des réservoirs de virus (chiens) ainsi que la destruction des phlébotomes.

LA PRÉVENTION

Pour limiter les risques de contamination directe, il est préférable d'euthanasier les chiens infestés qui présentent des lésions cutanéo-muqueuses ouvertes. Les propriétaires devront éviter d'aller en vacances avec leur chien dans les zones à risque ou de sortir leur chien le soir en été dans les zones d'endémie. Pour lutter contre les vecteurs, des insecticides seront pulvérisés dans les zones d'endémies immédiatement avant la période annuelle de densité vectrice maximale et jusqu'à la fin de la saison de prolifération des phlébotomes. Des diffuseurs électriques seront utilisés à l'intérieur des bâtiments.

En Europe, le nombre de chiens étant particulièrement important, il est primordial que la maladie soit dépistée rapidement par le vétérinaire.

CONCLUSION

L'essentiel des zoonoses peut être évité avec des mesures de prévention simples mais importantes à respecter.
Cela impose une attitude de maître responsable pour éviter les contaminations de l'environnement et des personnes en contact avec votre animal de compagnie.
La transmission complète et l'évolution de la maladie sont assez rares si la prévention est assurée.
Les maîtres mots restent donc **information** et **prévention**.

ANNEXES
Tableaux récapitulatifs et généralités

Les zoonoses à expressions générales

Symptômes chez l'animal	Souvent inaperçus.
Symptômes chez l'homme	Baisse de l'état général, atteinte du foie, de la rate, du muscle, fièvre, augmentation des ganglions, arthrite.
Contamination	Voie orale, contact, inhalation.
Agent	Parasite (souvent), virus.
Prévention	Porter des gants pour nettoyer les bacs de littières.
	Vermifuger les animaux domestiques.
	Faire attention aux jeux dans les bacs à sable.
	Veiller à l'hygiène de l'animal de compagnie.
	Lutter contre les arthropodes hématophages.
	Se laver les mains.
	Ne pas porter les mains à la bouche (enfants).
	Clôturer les jardins.
	Ne pas toucher les animaux morts dans la nature.
	Laver les légumes.
	Faire cuire la viande.
	Respecter le calendrier des vermifugations des chats et chiens.
	Soigner toutes blessures des mains.
	Faire attention au nettoyage de la cage à oiseaux (mettre un masque).
	Lutter contre les rongeurs.
	Faire attention lors de l'achat d'un oiseau : se renseigner sur son origine.
	Se protéger contre les moustiques.
	Lutter contre les tiques.
	Vacciner lorsque cela est possible.
Traitement	Corticoïdes, antihystaminiques, antibiotiques (Gentamicine, Spiramycine).

Calendrier des vermifugations des chats et des chiens

De 2 mois à 8 mois
Tous les mois

À 8 mois et plus
Tous les 6 mois

Pour les femelles reproductrices
Au moment de la saillie
10 jours avant la mise bas
10 jours après le mise bas
Un mois après le sevrage

Les zoonoses à expressions digestives

Ce sont toutes les maladies ou tous les parasites transmis par les animaux qui vont entraîner chez l'homme des symptômes digestifs, ou atteindre un organe de la cavité abdominale (foie…).

À L'EXTÉRIEUR

Attention aux jeux dans les bacs à sable souillés, aux bains dans les eaux souillés, à la consommation de fruits sauvages.

Symptômes chez l'animal	Diarrhée, vomissement.
Symptômes chez l'homme	Diarrhée, vomissement, nausée, douleurs abdominales, troubles dus à l'atteinte d'un organe (foie : ictère).
Contamination	Voie orale : ingestion directe de l'agent (doigt à la bouche), ingestion de l'animal (consommation de viande), ingestion de produits dérivés (lait…).
	Voie intestinale : absorption d'organes contaminés.
Agent	Vers digestifs des chats et des chiens, parasites des animaux de rente, bactéries, virus.
Prévention	Se laver les mains.
	Vermifuger les animaux de compagnie.
	Respecter les règles d'ingestion des aliments (ne pas consommer « d'animaux » non contrôlés, faire cuire la viande, nettoyer les légumes).
	Nettoyer les « litières » (mettre des gants, se laver les mains).
	Éduquer les jeunes enfants (ne pas porter les mains à la bouche, ne pas se laisser lécher par un animal, se laver les mains).
	Contact avec les animaux domestiques : éviter tout contact avec la bouche.
Traitement	Lutte externe contre les parasites, traitement symptomatique, lutte contre les bactéries avec antibiotiques (Streptomycine, Tétracyclines, Chloramphénicol, Gentamicine, Fluiméquine), lutte avec antiprotozoaires (Metronidazole, Albendazole, Fenbendazole), lutte antiparasitaire (Praziquantel, Mebendazole).

Les animaux hébergent de nombreux vers intestinaux dont certains peuvent parasiter l'enfant. Quelques-unes de ces maladies pouvant être graves, il convient d'observer des règles d'hygiène strictes en présence d'animaux et de vermifuger régulièrement ces derniers.

Les chiots et les chatons sont vermifugés dès l'âge de 10 à 15 jours, quatre fois de suite à 15 jours d'intervalle, et régulièrement tous les mois jusqu'à l'âge de 6 mois.
L'animal adulte doit être vermifugé de deux à quatre fois par an selon ses conditions de vie (milieu rural, milieu

citadin, appartement). La chienne ou la chatte gestante, quant à elle, doit être vermifugée systématiquement au 40e jour de gestation et 10, 15 jours après la mise bas. Les vermifuges se présentent sous plusieurs formes : comprimés, pâtes orales appétentes contenues dans une seringue graduée (ex : Vitaminthe), produits injectables, et sont à administrer en une ou plusieurs fois selon le produit.

CALENDRIER DES VERMIFUGATIONS DES CHATS ET DES CHIENS

De 2 mois à 8 mois
Tous les mois

À 8 mois et plus
Tous les 6 mois

Pour les femelles reproductrices
Au moment de la saillie
10 jours avant la mise bas
10 jours après le mise bas
Un mois après le sevrage

CHOISIR UN VERMIFUGE

Spectre, présentation, posologie et effets secondaires : quatre notions qui sont essentielles pour une efficacité maximale.

Le spectre
La majorité des vermifuges sont polyvalents, ils agissent sur les nématodes et les cestodes. Pour les trichures, le spectre doit être plus spécifique.

La présentation
Les vermifuges existent en comprimés, en gel, en liquide (sirop).

La posologie
Elle est toujours fonction du poids, en revanche la durée d'action peut varier. La prise peut se faire en une fois, ou plusieurs jours de suite.

Les effets secondaires
Possibilité de risques de diarrhées quelques heures après la prise du vermifuge.

LES HELMINTHES

Nématodes (vers ronds)	Ascaris	*Toxocara canis*
		Toxocara cati
		Toxascaris leonina
	Ankylostomes	*Ankylostoma caninum*
		Uncinaria stenocephala
		Ankylostoma tubaformae
	Trichures	*Trichuris vulpis*
Cestodes (vers plats)	*Dipylidium caninum*	
	Tenia tenia	
	Echinococcus granulosus	

LES CESTODES

Les vers plats sont mâles et femelles.
Pour se propager les cestodes ont besoin d'un hôte intermédiaire dans le cycle. Par exemple le dipylidium a pour hôte intermédiaire la puce et le ténia les rongeurs.

Processus de contamination des cestodes
Les segments gravides (avec des œufs) → éliminés dans le milieu extérieur dans les fèces → libération des œufs → ingestion par « hôte intermédiaire » → ingestion de l'hôte intermédiaire (ou viande) par le chien.

LES PUCES

Les stades d'évolution
Adulte : la puce adulte ne reste sur le chien que 10 % de son temps, elle reste le temps de prendre son repas de sang.
Œufs : la puce pond ensuite des milliers d'œufs dans l'environnement.
Larves : les œufs évoluent en larves après une incubation de 2 à 12 jours.
Cocons : les larves passent par un stade très dur à détruire : le cocon. Ils sont ainsi protégés de tout. Œufs, larves et cocons évoluent dans le milieu extérieur.

L'environnement
L'importance de la lutte à l'extérieur apparaît évidente après étude du cycle. La puce passe donc l'essentiel de sa journée dans la moquette, les boiseries, les literies. Elle se présente alors sous tous les stades : adulte, œuf, larve, cocon. Le produit « environnement » souvent appelé « habitat » doit donc agir sur toutes les phases du cycle.

Le traitement
Insecticide (tue les insectes), adulticide (tue les adultes), ovicide (tue les œufs), larvicide (tue les larves).

Il faut traiter à la fois l'animal et l'environnement car la puce passe plus de temps à l'extérieur que sur l'animal.

LES NÉMATODES

Processus de contamination des ascaris
Dans l'intestin grêle pour les chiens et les chats : œufs de Toxocara → ingestion par le chiot/chaton → migration des larves → forme adulte immature → intestin adulte mature → multiplication → mâle + femelle → œufs → excrétion dans les selles.

Processus de contamination des ankylostomes
Dans l'intestin grêle pour les chiens et les chats, les ankylostomes sont hématophages (se nourrissent du sang) : adultes dans l'intestin grêle → œufs éliminés dans les selles → larves dans le milieu extérieur → ingestion par le chat/chien (ou passage par la peau) → circulation sanguine → poumons → expectorées → ravalées → intestin grêle → adulte.

Processus de contamination des trichures
Dans le gros intestin pour les chiens, les trichures sont hématophages (se nourrissent du sang) : œufs → ingestion par le chien → larves dans le tube digestif → paroi intestin grêle → migration dans le gros intestin → adulte mature.

Les zoonoses à expressions cutanées

Symptômes chez l'animal	Prurit, dépilation, croûtes.
Symptômes chez l'homme	Prurit, lésions diverses (érythème, trajets sinueux, rougeurs), douleurs, adénopathies, abcès.
Contamination	Contact simple, par infection (morsure, griffure).
Agent	Champignons, bactéries, parasites.
Prévention	Hygiène, lutte contre les moustiques, désinfection.
Traitement	Grisefuline, antibiotiques, antiparasitaires.

Les zoonoses à expressions cutanées et autres signes

Symptômes chez l'animal	Nodules sous cutanés, érythèmes.
Contamination	Contact simple, par infection (morsure, griffure).
Agent	Champignons, bactéries, parasites.
Prévention	Lutte contre les moustiques, les tiques, traitement antiparasitaire.
Traitement	Antibiotique spécifique.

Les zoonoses à expressions neurologiques

Symptômes chez l'animal	Nervosité.
Symptômes chez l'homme	Raideur de la nuque, baisse des réflexes, méningite, hydrophobie, agitation.
Contamination	Par contact simple, par infection (morsure, griffure).
Agent	Virus, Lysteria monocytogène.
Prévention	Lutte contre les insectes, piqûre, respect du calendrier des vaccinations.
Traitement	Antibiotique spécifique, antibiotique symptomatique.

TABLE DES MATIÈRES

Achevé d'imprimer en mai 2005
à Milan, Italie,
sur les presses de Grafiche Milani

Dépôt légal : mai 2005
Numéro d'éditeur : 8653